無理なくできる
再生療法 導入マニュアル

著 木村 英隆

日本歯周病学会 歯周病専門医・指導医
日本臨床歯周病学会 指導医

はじめに

　日本は毎年平均寿命を更新し、世界の長寿国に位置づけられています。その背景には医療技術の発展がありますが、国民1人1人の健康志向が高まっていることも起因しています。

　健康志向は口腔内にまで及び、「歯をきれいにしたい」、「自分の歯で噛みたい」と願うようになってきました。インプラント治療もかなり普及してきましたが、やはり患者は「できるだけ自分の歯を残したい」と願っているのです。

　歯を失う原因の第1位は『歯周病』です。国民に歯周病の知識は広く認識されていますが、実際には患者の口腔内には軽度から重度に至る歯周病が散見されます。歯周病が重度に進行し根尖まで骨吸収が波及した歯はどうにもなりませんが、現在では軽度から中等度の骨吸収は再生療法によって歯槽骨をもとに戻すことができるようになりました。骨吸収がわずかの時点、すなわち初期の段階で再生療法を施すことで、歯周病の進行を止め歯周組織を再生させることができるようになったのです。

　歯周病を患っている患者は、私たちの周りにたくさんいます。私たち歯科医師は、このような軽度あるいは中等度の歯周病患者に十分な歯周治療が提供できているでしょうか？　歯を救うこと、歯周病の進行を止め歯を救うことは、歯科医師の責務だと思います。

　患者からは、「食べたい物が食べられない」、「硬いものが噛めない」、「おいしく噛めない」という声もよく耳にします。患者の『食べる』という日々の楽しみに貢献するためにも、初期の歯周病に対応することが大事なのです。

　そこで本書は、『再生療法』に焦点を絞り、読者の皆さんが手術前にあるいは手術中に読めるように簡潔にまとめました。本書には、再生療法をする際の術式や必要な器具も掲載しています。

　本書を片手に、ぜひ再生療法を習得してください。

2019年9月
木村英隆

目 次

はじめに……………………………………………………………………… 2

Part●1 再生療法を成功させるための基礎知識 …………… 5

Chapter 1 再生療法を成功させる４大条件 ……………… 6
【成功につながる条件】
①初期の垂直性骨欠損に早期に対応する……………………… 7
②必要に応じて根管治療を行う………………………………… 8
③動揺度は可及的に減少させる………………………………… 9
④歯周基本治療のSRPはほどほどにする ………………… 10
　（歯肉を挫滅させない）

Chapter 2 再生が期待できる症例を知る ―適応症― ……… 12
【QUESTION & ANSWER】
Q プロービング深さは？ ……………………………………… 12
Q 骨欠損の形態は？ …………………………………………… 13
Q 根分岐部病変は何度まで？ ………………………………… 14
Q ルートトランクの長さは？ ………………………………… 15
Q 根分岐部の位置は？ ………………………………………… 15
【はじめて導入するならこんな症例】
Case 1　　３壁性骨欠損症例 ① …………………………… 17
Case 2　　３壁性骨欠損症例 ② …………………………… 17
Case 3　　３壁性骨欠損症例 ③ …………………………… 18
Case 4　　根分岐部病変Ⅰ度症例 ………………………… 18
【慣れないうちは避けたほうがよい症例】
Case 5　　１壁性骨欠損症例 ① …………………………… 19
Case 6　　１壁性骨欠損症例 ② …………………………… 19
Case 7　　上顎大臼歯（３根）近遠心の根分岐部病変Ⅱ度 ………… 20
Case 8　　下顎大臼歯（遠心２根）遠心の根分岐部病変Ⅱ度 ………… 21

Chapter 3 再生療法の分類と術式選択のしかた ……………… 22
Chapter 4 エキスパートが使っている！ 成功を導く手術器具 ……… 24
替え刃メス………………………………………………………… 24
骨膜剥離子………………………………………………………… 25
デブライドメント用器具………………………………………… 26
縫合用器具・機材 ……………………………………………… 28

Part●2 治療ステップ別・成功に導く必須テクニック …… 29

STEP 1 歯周基本治療……………………………………………… 30
Case 9 歯科衛生士による歯周基本治療とメインテナンス ……… 31
☞ レジン固定のしかた ………………………………………… 33
☞ 暫間冠による固定のしかた ………………………………… 33

STEP 2	切開	34
STEP 3	剝離	39
	Case10 歯間乳頭保存術(改良型)による切開と剝離の実際	42
STEP 4	骨内欠損の搔爬と歯根面の滑沢化	44
	☞ 歯槽骨上に残存する軟組織の除去方法	45
	Case 11 歯槽骨上に残存する軟組織除去の実際	46
	☞ 歯根面滑沢化の方法	47
	Case 12 エナロメルプロジェクションへの対応も行う	48
	Case 13 軟組織の搔爬と歯根面の滑沢化の効果	49
STEP 5	再生材料の応用	50
	☞ 骨補塡材を応用する際の注意点	51
	☞ 自家骨採取のしかた	52
	Case 14 自家骨の充塡例 ①	53
	Q 骨補塡材は何を選択すればよいでしょうか?	53
	Case 15 自家骨の充塡例 ②	54
	☞ 現在利用できる生物製剤は2つ	55
	Q Emdogain® とリグロス® はどのように使い分ければよいでしょうか?	55
	●Emdogain® の効果的な応用法	56
	Case 16 Emdogain® の塗布例 ①	57
	Case 17 Emdogain® の塗布例 ②	57
	●リグロス® の効果的な応用法	58
	Case 18 リグロス® の塗布例	59
	☞ 自家骨とEmdogain® を併用する際の注意点	60
	☞ 骨補塡材とEmdogain® を併用する際の注意点	61
STEP 6	縫合	62
	Case 19 懸垂縫合と二重単純縫合を行った縫合例	65
	Case 20 各種縫合を複合的に用いた症例	65
STEP 7	術後管理	66
	☞ 抗生物質と鎮痛剤の術後投薬	67
	☞ 手術部位の管理(患者自身の管理)	67
	☞ 来院での手術部位の洗浄(術者の管理)	68
	☞ 抜糸のしかた	69
STEP 8	メインテナンス	70

Part ●3 Case Study ... 71

CASE 1 【軽度】垂直性骨欠損 ①	72
CASE 2 【軽度】垂直性骨欠損 ②	76
CASE 3 【中等度】垂直性骨欠損	80
CASE 4 根分岐部病変Ⅰ度	84

Part 1

再生療法を
成功させるための
基礎知識

Part●1 再生療法を成功させるための基礎知識

Chapter 1 再生療法を成功させる 4大条件

再生療法を成功させるためには、次の4つの項目を遵守することが大事です。

① 初期の垂直性骨欠損に早期に対応する

② 必要に応じて根管治療を行う

③ 動揺度は可及的に減少させる

④ 歯周基本治療の SRP はほどほどにする（歯肉を挫滅させない）

初心者・ベテランを問わず、『基本術式を丁寧かつ確実に行うこと』こそが、成功の近道といえます。

Chapter **1** 再生療法を成功させる4大条件

成功につながる条件 1

初期の垂直性骨欠損に早期に対応する

再生療法は、骨縁下欠損が4〜5mmの深さでもっとも大きな骨添加が見られます＊。つまり、**プロービング深さが6〜7mmの垂直性骨欠損はとても治療効果が得られる症例**です（図1-1-1）。

切除療法でもそれなりのよい結果は得られますが、このような**初期状態でできるだけ早期に再生療法を行うことで、本来の歯周組織を取り戻すことが大切**です。

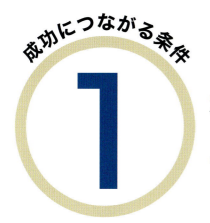
図1-1-1a●|4近心に6〜7mmのプロービング深さが認められます。

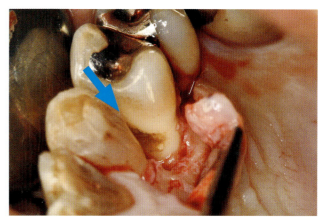
図1-1-1b●歯根面に歯石が残存していました。

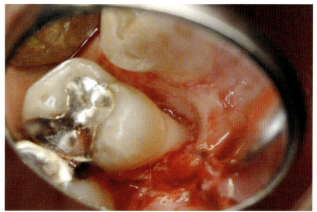
図1-1-1c●4mmの3壁性骨欠損が認められます。このような骨内欠損であれば、さまざまな再生療法で良好な結果が得られます。

＊Cohen ES. Atlas of Cosmetic Reconstruction Periodontal Surgery. Third Edition. Canada: B. C. Decker, 2007.

成功につながる条件 2

必要に応じて根管治療を行う

骨内欠損が進行し骨吸収が根尖付近まで及ぶような場合は、歯髄の状態を確認します（図1-1-2）。

失活歯で根尖病巣があれば再治療しなければなりません。**生活歯であっても、歯周-歯内病変が疑われれば抜髄処置が必要**になります。

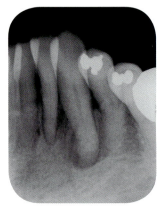
図1-1-2a●3に根尖に及ぶ骨吸収が認められます。

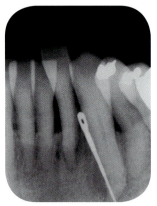
図1-1-2b●近心からプローブを挿入すると、根尖を超える部位にまで骨吸収が達しています。

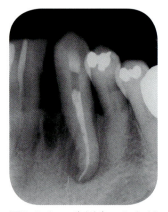
図1-1-2c●生活歯でしたが（電気診＋）、術前に抜髄を行いました。

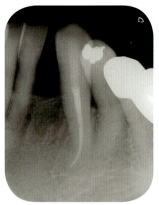
図1-1-2d●再生療法後の状態。根尖部の不透過像は改善されました。

Chapter 1 再生療法を成功させる4大条件

成功につながる条件 ③ 動揺度は可及的に減少させる

動揺度が大きいほど骨吸収は止まりません。歯に動揺があれば治癒することはまずないと思っていいでしょう。**歯周組織を改善するためには、動揺度を0にすることが大事**です。**大きな骨欠損が予測される部位は、術前に固定をしておきます**（図1-1-3）。

図1-1-3a、b● 2|3 に深い歯周ポケットが認められます。手術前に 2| は 31| とスーパーボンド® にてレジン固定、|3 は |45 とワイヤー固定を行います。

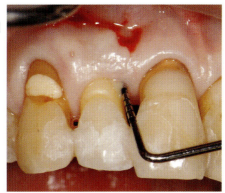
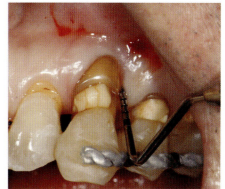

図1-1-3c、d● 2|3 には大きな骨欠損が認められます。

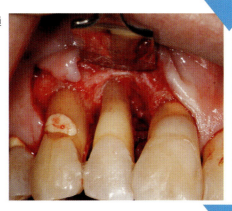
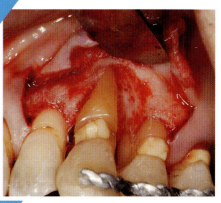

図1-1-3e、f● 十分な固定をしていたので、術後疼痛はまったく発症しませんでした。

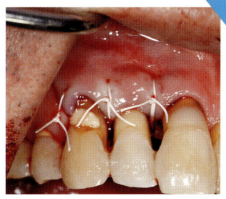
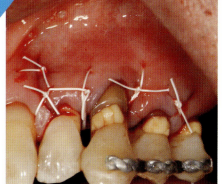

成功につながる条件 4

歯周基本治療のSRPはほどほどにする（歯肉を挫滅させない）

プラークコントロール、スケーリング・ルートプレーニングは歯周治療を行う上で必須です。骨内欠損が存在している口腔内は炎症が必ず存在しています。デンタルプラークを減少させ、歯石を除去することが歯周治療の成否のカギとなります（**図1-1-4**）。

しかし、注意点があります。歯周基本治療で可及的に歯肉の発赤と腫脹を減少させますが、**歯周ポケットが深い部位に対して麻酔下でのルートプレーニングを過剰にしてしまうと、歯肉を大きく挫滅させてしまいます。歯肉が薄い辺縁歯肉、あるいは根が近接している歯間乳頭を損傷しないように**しましょう。

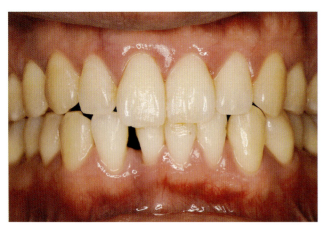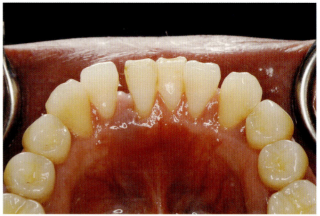

図1-1-4a、b●初診時の状態です。歯肉には発赤と腫脹が顕著に見られます。

Chapter 1 再生療法を成功させる4大条件

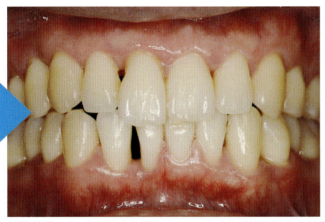 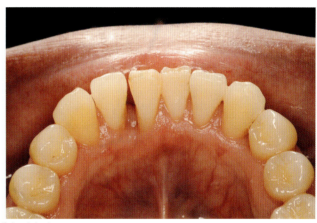

図1-1-4c、d ● 歯周基本治療によって、発赤と腫脹はほとんど消失しました。

Chapter 2 再生が期待できる症例を知る —適応症—

どのような治療法にもいえるように、再生療法の効果が期待できる症例・できない症例があります。特に**初心者は、難症例にチャレンジするよりも、確実に成功する症例を選び、経験を増やすことを第一に考えましょう**。失敗を最初に経験してトラウマになるよりも、コツコツと成功体験を積み重ねていくほうが、精神的にも、患者利益という面でも望ましいと思いませんか？

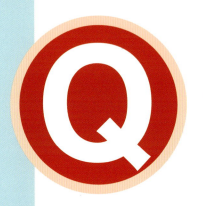

プロービング深さは？

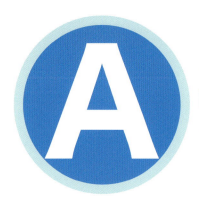

もっとも再生が期待できるのは、歯周基本治療後のプロービング深さが 6〜7mm の骨内欠損

骨欠損が大きくなればなるほど、難易度は高くなります。骨縁下ポケットが4〜5mmがもっとも再生療法の効果が期待できます。したがって、**歯周基本治療後の再評価でプロービング深さが6〜7mmの骨内欠損がもっとも再生が期待できます**（初診時の検査では7〜8mm程度でしょう）。

Chapter 2 再生が期待できる症例を知る—適応症—

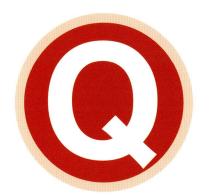

骨欠損の形態は？

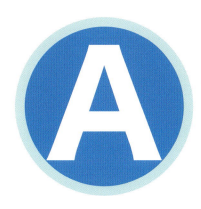

もっとも再生が期待できるのは、3壁性骨欠損

骨内欠損を取り囲む骨壁が多いほど再生が期待できます（図1-2-1）。もっとも効果が期待できるのは**3壁性骨欠損**で、次に2壁性骨欠損です。さらに骨吸収が進行した1壁性骨欠損あるいは4壁性骨欠損は、初心者は手を出さないほうがいいでしょう。また、**骨内欠損が小さいもののほうが大きいものよりも効果は大きい**です。

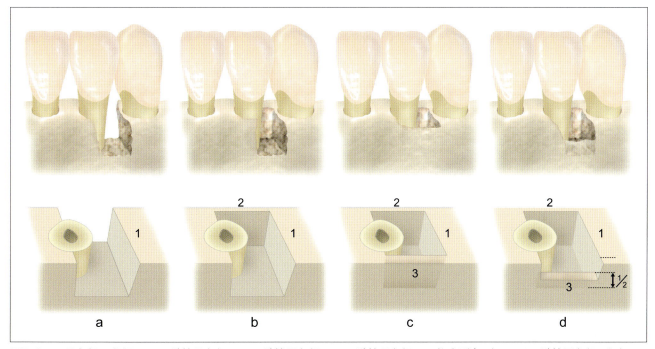

図1-2-1 ● 骨欠損の分類。a：1壁性骨欠損、b：2壁性骨欠損、c：3壁性骨欠損、d：複合型（下方1/2は3壁性骨欠損、上方1/2は2壁性骨欠損の例）。再生療法では3壁性骨欠損が狙い目だが、1壁性骨欠損や4壁性骨欠損は難易度が高い。

13

Part 1 再生療法を成功させるための基礎知識

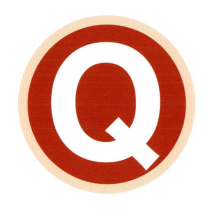

Q 根分岐部病変は何度まで？

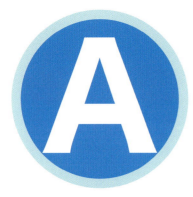

A もっとも再生が期待できるのは、根分岐部病変Ⅰ度

　根分岐部病変は、骨内欠損と異なりとてもやっかいです。欠損が小さいほど効果が期待できますので、根分岐部病変Ⅰ度がもっとも効果があり、次に根分岐部病変Ⅱ度が期待できます（**図1-2-2**）。一般的には、**根分岐部病変Ⅲ度は再生できないと考えたほうが無難**です。

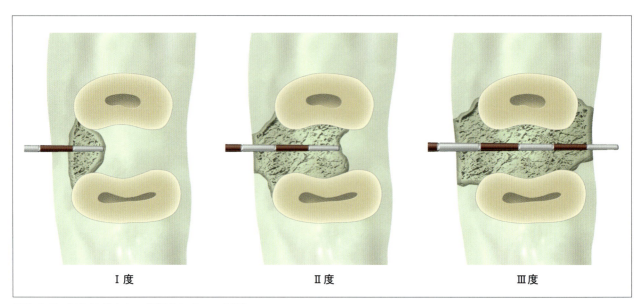

　　　Ⅰ度　　　　　　　　　Ⅱ度　　　　　　　　　Ⅲ度

図1-2-2● 根分岐部病変の分類（Lindheの分類）。

Chapter 2 再生が期待できる症例を知る—適応症—

In Addition!

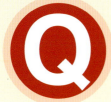

Q ルートトランクの長さは？

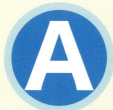

A ルートトランクは5mm以上が望ましい

根分岐部が閉鎖しやすいほうが再生は起こりやすいことから、ルートトランクは5mm以上が望ましいです（図1-2-3）。

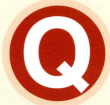

Q 根分岐部の位置は？

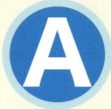

A 開口部が歯間部歯槽骨よりも根尖側に位置していることが望ましい

歯冠中央部は歯間乳頭よりも必ず根尖側に位置します。根分岐部の開口部が歯間部歯槽骨よりも根尖側に位置していることが望ましいです（図1-2-4）。

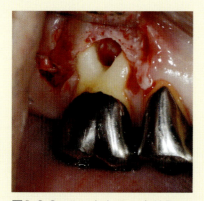

図1-2-3●ルートトランクは5mm以上見られます。また根分岐部の開口部は、歯間部歯槽骨よりも根尖側に位置しています。このような根分岐部は予後良好です。

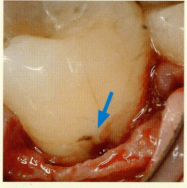

図1-2-4a●6̄ にエナメルプロジェクションが認められます。

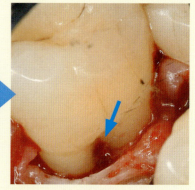

図1-2-4b●エナメルプロジェクション上には付着は起きないため削除したところ、根分岐部の開口部が骨よりも歯冠側に位置していたことから、再生は困難と考えられます。

Part●1

再生療法を成功させるための基礎知識

適応症判断の
Check Point 1

骨欠損が小さい段階、初期の段階で、早期に再生療法を施しましょう！

● 初診時のプロービング深さが7〜8mmがもっとも再生が
期待できる

● 再生療法がもっとも功を奏する症例は3壁性骨欠損。

● 根分岐部病変はⅠ度でルートトランク長5mm以上が狙い目。

これを踏まえて……

はじめて導入するなら
こんな症例から

Chapter 2 再生が期待できる症例を知る —適応症—

▶はじめて導入するならこんな症例−1

3壁性骨欠損症例①

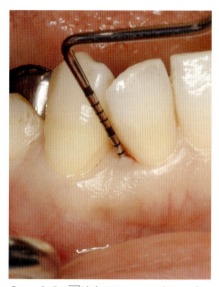
Case 1-1● 2̄ 遠心に7mmのプロービング深さを認めます。

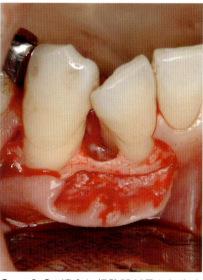
Case 1-2● 遠心に根陥凹が見られますが、小さな3壁性骨欠損です。

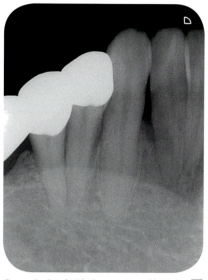
Case 1-3● 初診時エックス線写真。2̄ 遠心に約3mmの垂直性骨欠損が見られます。

▶はじめて導入するならこんな症例−2

3壁性骨欠損症例②

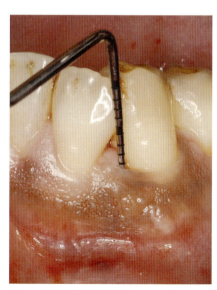
Case 2-1● ̄3 近心に6mmのプロービング深さを認めます。

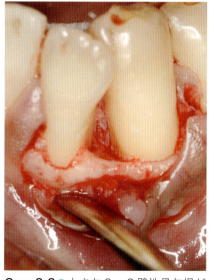
Case 2-2● 小さな2〜3壁性骨欠損が見られます。小さく狭い骨欠損は予後良好です。

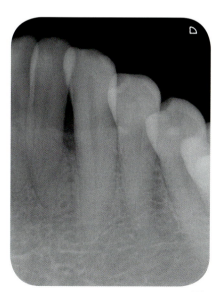
Case 2-3● 初診時エックス線写真。 ̄3 近心に約3mmの垂直性骨欠損が見られます。

▶はじめて導入するならこんな症例－3

3壁性骨欠損症例③

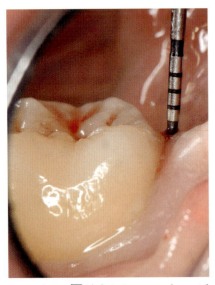
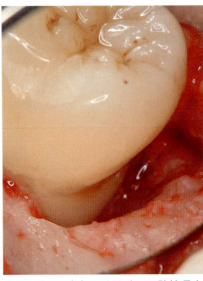
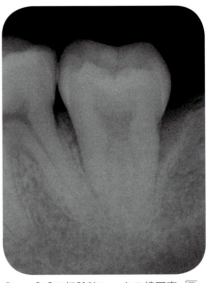

Case 3-1● 7̲ 遠心に9mmのプロービング深さを認めます。

Case 3-2● 遠心にやや広い3壁性骨欠損が見られます。埋伏智歯を抜歯した既往がある場合は、7̲|7̲ 遠心でこのような骨欠損に遭遇します。

Case 3-3● 初診時エックス線写真。7̲ 遠心に垂直性骨欠損が見られます。

▶はじめて導入するならこんな症例－4

根分岐部病変Ⅰ度症例

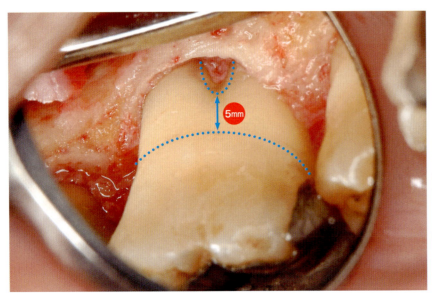

Case 4-1● 6̲| 頬側に根分岐部病変Ⅰ度が見られます。浅くて狭い軽度の骨欠損です。ルートトランクは長く、エナメルプロジェクションも存在しません。この症例のように、根分岐部の開孔部が隣接する骨の位置よりも根尖側にあったほうが良好な結果を導きやすいでしょう（CEJより5mm以上が理想）。

Chapter 2 再生が期待できる症例を知る―適応症―

Attention !

> ▶慣れないうちは避けたほうがよい症例―1

1壁性骨欠損症例①

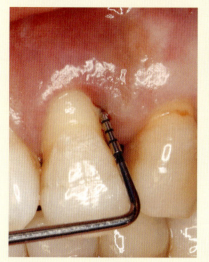
Case 5-1 ● |2 遠心に10〜11mmのプロービング深さを認めます。

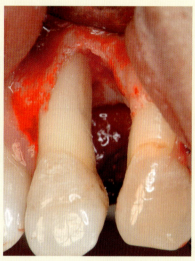
Case 5-2 ● 広い1壁性骨欠損を認めます（根尖部がわずかに2壁性骨欠損を呈しています）。しかも広い骨欠損です。初心者には不可能です。

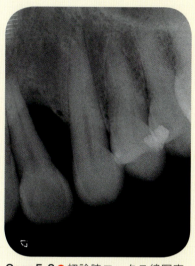
Case 5-3 ● 初診時エックス線写真。|2 遠心に著しく大きな垂直性骨欠損が見られます。

> ▶慣れないうちは避けたほうがよい症例―2

1壁性骨欠損症例②

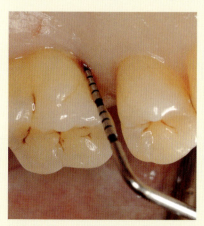
Case 6-1 ● 6| 近心に5〜6mmのプロービング深さを認めます。

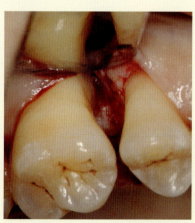
Case 6-2 ● 広い1壁性骨欠損を認めます（頬側面観）。根分岐部病変はほとんど見られませんが、広い1壁性骨欠損は難しいです。

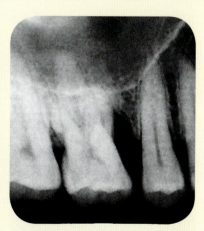
Case 6-3 ● 初診時エックス線写真。6| 近心に大きな垂直性骨欠損が見られます。

Part 1 再生療法を成功させるための基礎知識

適応症判断の
Check Point 2

根分岐部病変Ⅱ度でも、次の歯は操作性も困難であり、初心者は避けましょう

- 上顎大臼歯（3根）………近心および遠心の根分岐部病変Ⅱ度
- 下顎第一大臼歯（遠心2根）………遠心の根分岐部病変Ⅱ度

Attention！

▶慣れないうちは避けたほうがよい症例－3

上顎大臼歯（3根）近遠心の根分岐部病変Ⅱ度

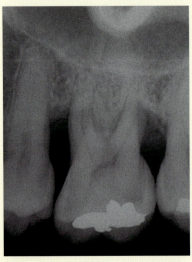
Case 7-1● 初診時エックス線写真。6 近心は根分岐部病変Ⅰ度、遠心は根分岐部病変Ⅱ度です。

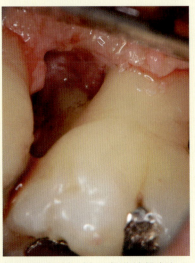
Case 7-2● 6 近心の根分岐部病変Ⅰ度の状態。

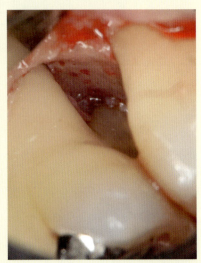
Case 7-3● 6 遠心の根分岐部病変Ⅱ度の状態。7 があるため、器具の到達性がとても悪いです。

Chapter 2 再生が期待できる症例を知る―適応症―

Attention!

▶ 慣れないうちは避けたほうがよい症例―4

下顎大臼歯（遠心2根）遠心の根分岐部病変Ⅱ度

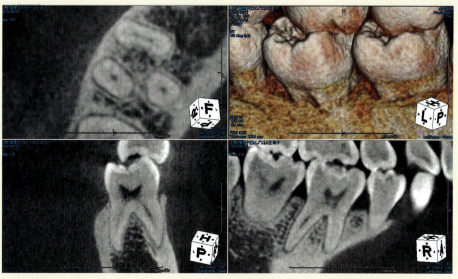

Case 8-1 ● 正常な遠心根が2根ある下顎第一大臼歯の例。遠心の根分岐部は見られるが、開口部は低い位置にあります。歯周病がよほど進行しないかぎり、根分岐部病変に至ることはないでしょう。

根分岐部病変が進行していると…

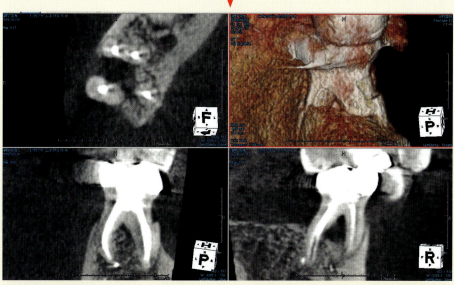

Case 8-2 ● 歯周病が進行した遠心根が2根ある下顎第一大臼歯の例。水平的骨吸収に伴い遠心の根分岐部病変が進行しています。このような場合、遠心の骨吸収がかなり進行しているか、あるいは頬側および舌側の根分岐部病変が進行していることが多いでしょう。この部位は器具の操作性が悪いため、難易度が高くなります。

Chapter 3 再生療法の分類と術式選択のしかた

再生療法は

① **骨移植術**
② **組織誘導再生法（GTR法）**
③ **生物製剤を用いる方法**

の3つに大別されます。骨内欠損または根分岐部病変に対して、それぞれの骨欠損の形態や程度に応じて、上記3つの方法が選択されます。

骨欠損が軽度であれば、いずれの方法でも良好な結果を得ることができます。しかし骨吸収が進行し、骨欠損が中程度から重度になると、2つあるいは3つの術式を併用します。

ただし、1999年（日本国内）にEmdogain®が応用されるようになってからは、基本的には骨移植術またはEmdogain®（図1-3-1）が第一選択となります。したがって**骨欠損が中程度から重度になれば、骨移植術とEmdogain®の併用、さらに重度の骨欠損に対しては、Emdogain®と骨移植術、そして組織遮断膜の併用**となります（図1-3-2、1-3-3）。

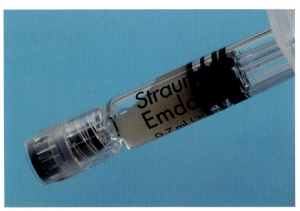

図1-3-1 ● Emdogain®（Straumann）。

術式選択の
Viewpoint
これから再生療法を行うならば？

● 生物製剤（Emdogain®）を用いる方法が第一選択！

Chapter 3 再生療法の分類と術式選択のしかた

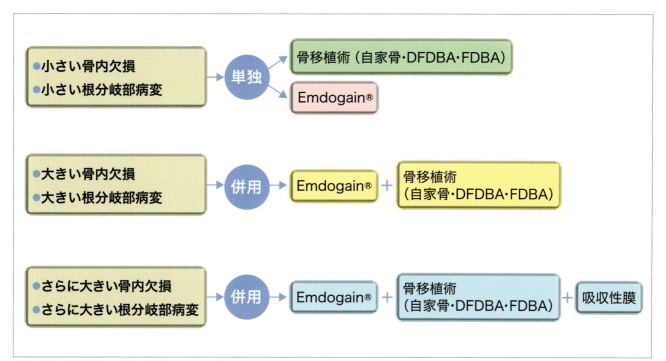

図1-3-2●再生療法の術式選択のフローチャート。

自家骨移植
3壁性骨欠損あるいは根分岐部病変Ⅰ度の軽度の骨欠損にとても有効です。

利点：安価、難易度は中程度
欠点：自家骨の採取量に制限がある

生物製剤
中程度の3壁性骨欠損あるいは根分岐部病変に有効です。

利点：難易度は軽度から中程度、多数歯にわたって応用できる
欠点：応用する生物製剤によっては高価になる

生物製剤 + 骨移植材
骨内欠損が広い2壁性あるいは3壁性骨欠損、根分岐部病変Ⅰ～Ⅱ度に効果があります。

利点：骨移植材に骨補填材を使用すれば多数歯に応用できる
欠点：難易度は中程度から重度
　　　　骨補填材の充填に少し手間がかかる

生物製剤 + 骨移植材 + 組織遮断膜
1壁性骨欠損、骨欠損の広い根分岐部病変Ⅱ度に応用します。

利点：組織遮断膜で被覆するので、骨移植材が散らばることなく欠損部に留まることができる
欠点：骨移植材を充填しそこに組織遮断膜を設置することは、とても難しく、難易度は一気に上がる

図1-3-3●再生療法の術式と適応症。

Chapter 4 エキスパートが使っている！成功を導く手術器具

> シャープな切開は良好な治癒に直結します！

替え刃メス

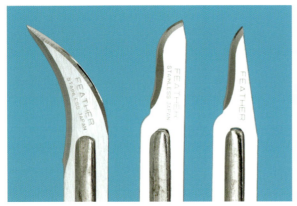

図1-4-1a●左から**12b**、**15**、**15c**。通常は12bと15cを使用します。

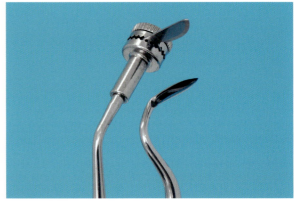

図1-4-1b●15または15cを切断し、**ユニバーサル360度ブレードハンドル**（左：Hu-Friedy）に装着すると、あらゆる部位に切開をすることができます。**オーバン1/2**（右：Hu-Friedy）は一次切開後の骨膜切開に使用します。

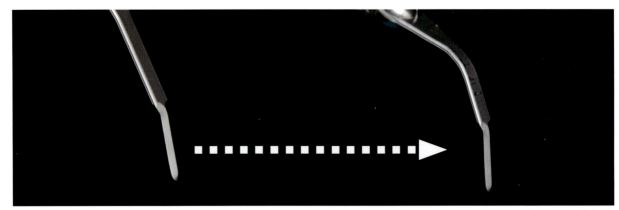

図1-4-2●**Sybron CK-2**は深い骨欠損の歯肉溝内切開を加えるのに便利です。湾曲させることで、臼歯部の深い部位にも切開が容易に行えます。

Chapter **4** エキスパートが使っている！成功を導く手術器具

施術部位の明示が、デブライドメントの精度を向上させます！

骨膜剝離子

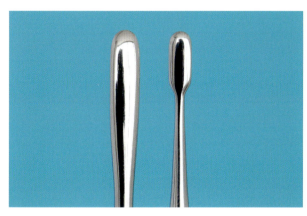

図1-4-3●歯間乳頭部の剝離翻転には**ハッシュフェルト20**（右：Hu-Friedy）を使用します。辺縁歯肉の剝離を完了したのちに、**プリチャードPR3**（左：Hu-Friedy）を用いて粘膜骨膜弁を歯槽骨から剝離します。

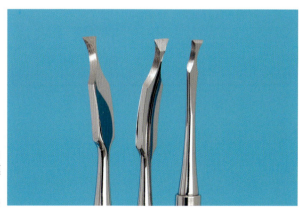

図1-4-4●歯肉が薄い部位、あるいは細かく切開を加えた場合は、**TG-O**（右：Hu-Friedy）の刃先を用いて粘膜骨膜弁を剝離します。**オッセンバイン1および2**（左、中央：Hu-Friedy）は歯槽骨の切除および形態修正に使用します。

根面からの感染除去は再生療法の山場です！

デブライドメント用器具

▶ キュレット

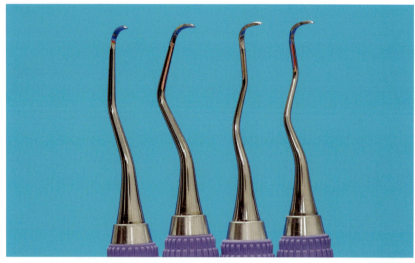

図1-4-5a●**グレーシーキュレット・オリジナル(Hu-Friedy)**。左から**5/6**、**7/8**、**11/12**、**13/14**です。歯周治療の必須アイテムです。個人的には、ハンドルは太め、シャンクの硬さはリジッド、刃部はエバーエッジを使用しています。

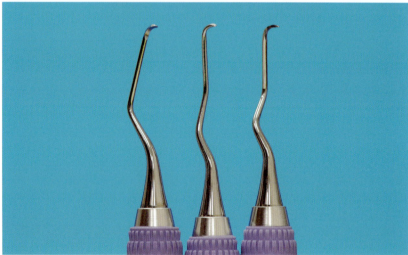

図1-4-5b●**グレーシーキュレット・ミニファイブ(Hu-Friedy)**。左から**7/8**、**11/12**、**13/14**。オリジナルと比較して、ブレードは半分の長さで、第一シャンクが3mm長くなっています。そのため、さらに深い骨欠損部や根分岐部病変に対してブレードが到着しやすく便利です。

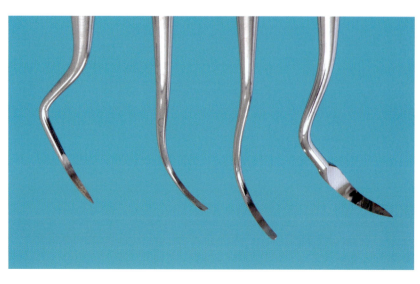

図1-4-6●**ユニバーサルキュレット(Hu-Friedy)**。ユニバーサルキュレットインディアナ大学型13/14前歯用(左)は刃先が鋭利なので、垂直性骨欠損の狭い部位の郭清にとても便利です。

Chapter 4 エキスパートが使っている！成功を導く手術器具

▶超音波スケーラーチップ

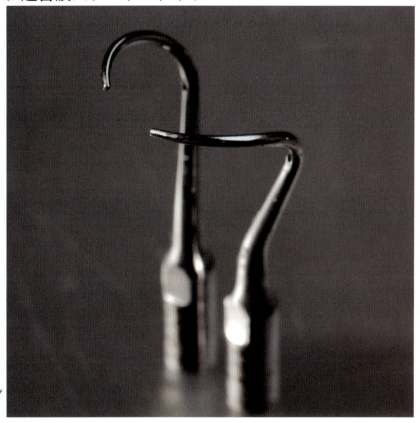

図1-4-7●根分岐部には湾曲したチップ（対になっています）がとても便利です。

縫合の良し悪しで、治療後の歯肉の状態が大きく変わります！

縫合用器具・機材

▶持針器

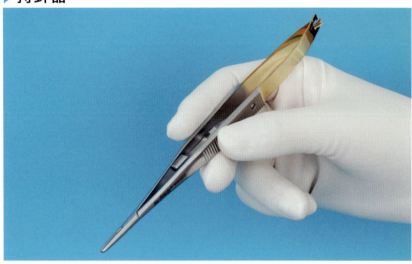

図1-4-8●カストロビージョ直（タングステンカーバイド付／Hu-Friedy）は、細い縫合糸を使用する際にとても便利です。

▶縫合糸

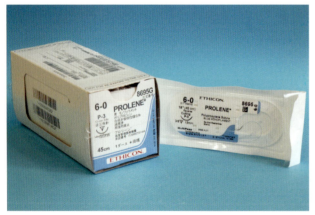

図1-4-9a●PROLENE® 6-0（ETHICON, Johnson & Johnson）は、ポリプロピレンを材質とする、合成非吸収性モノフィラメント縫合糸です。歯肉を細かく縫合する際に大変便利です。プラークの付着がほとんどないため、2～3週間口腔内に放置しても問題ありません。

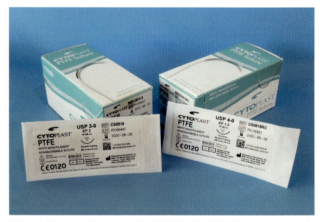

図1-4-9b●CYTOPLAST PTFE SUTURE USP3-0および4-0（Osteogenics）は、ポリテトラフルオロエチレン（polyte-trafluoroethylene, PTFE）のモノフィラメント縫合糸です。粘膜骨膜弁をしっかり縫合する際にとても有効です。

Part 2

治療ステップ別・
成功に導く
必須テクニック

Part●2 治療ステップ別・成功に導く必須テクニック

STEP 1 歯周基本治療

　歯周治療は、歯周精密診査に始まり、『**歯周基本治療→再評価→歯周外科手術→再評価→メインテナンス**』の流れに沿って進められます。歯科医師と歯科衛生士の二人三脚による治療です。**歯科医師がいくらがんばっても、歯科衛生士の協力がなければ歯周治療は成功しません**。特に、歯周基本治療とメインテナンスにおいては、歯科衛生士の力量によって治療効果も大きく左右されます（CASE 9）。再生療法は歯科医師の技量はもちろんですが、歯科衛生士の手技技量も大きく影響します。

　歯肉に発赤や腫脹、あるいは排膿が見られる状態では、歯周外科手術は禁忌です。歯周基本治療は、歯周外科手術を行いやすい状態にすることでもあります。できるだけ効果が得られる状態まで準備することが大切です。

歯周基本治療の
Technical Point

再生療法は、歯科衛生士の手技技量も大きく影響します！

- 歯周基本治療とメインテナンスにおいては、歯科衛生士の力量によって治療効果も大きく左右される。

- 歯肉に発赤や腫脹、あるいは排膿が見られる状態では、歯周外科手術は禁忌。

STEP 1 歯周基本治療

Case 9

歯科衛生士による歯周基本治療とメインテナンス

▼初診時の状態

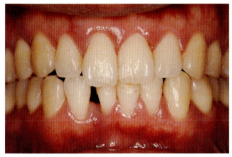 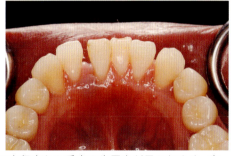 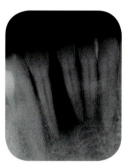

Case 9-1a、b● 30代男性の患者です。全顎的に中程度から重度の歯周炎が見られます。歯肉には発赤と腫脹を認めます。2|近心には9〜10mmの歯周ポケットがあります。

Case 9-1c●
2|1間には、根尖におよぶ不透過像が見られます。

▼歯周基本治療後

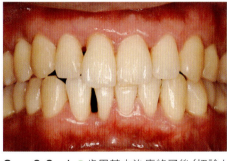 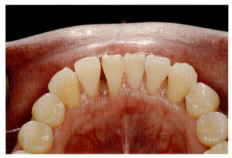

Case 9-2a、b● 歯周基本治療終了後（初診から7か月経過）。ブラッシング指導を行い、麻酔下で全顎SRPを行いました。歯肉の発赤と腫脹はほとんど消失しました。2|1の歯間離開は少し改善されました。

▼メインテナンス時

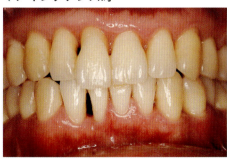 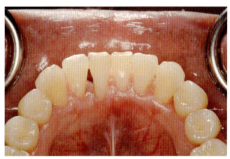 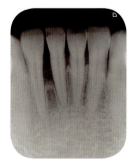

Case 9-3a、b● メインテナンス時（初診から1年5か月経過）。歯周組織は安定し、初診時に見られた2|1の歯間離開も完全に閉鎖しました（3 2 1|1 2 3はSRPのみで対応）。2|近心の歯周ポケットは3mmです。

Case 9-3c●
2|1間の骨吸収像は改善しました。

歯周基本治療の
Final Target

歯周基本治療の到達目標は次の3つ！

❶ 歯肉の炎症を可及的に減少させる。

❷ 動揺度を可及的に「0」にする（図2-1-1、2-1-2）。

❸ 歯内治療を終了させる、または治癒方向へ向かっていることが確認できる。

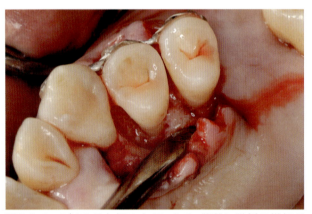

図2-1-1a●|4の骨欠損は大きいため、術後に動揺の増加が予測されました。

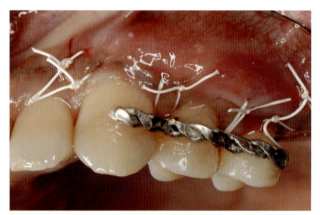

図2-1-1b●そのため、術前に|345にワイヤー固定を行いました。

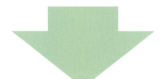

歯周基本治療後の再評価で、
プロービング深さが6mm以上の骨内欠損
が再生療法の適応症になります。

STEP 1 歯周基本治療

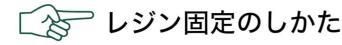
レジン固定のしかた

動揺があれば、ひとまずレジン固定をします（**図2-1-2**）。レジン固定にはスーパーボンド®（サンメディカル株式会社）を筆者は使用しています。

前歯部であれば、上顎でも下顎でもレジン固定でほぼ対応できます（審美性の面でもレジン固定のみで対応します）。しかし**臼歯部では咬合力も大きく加わるので、レジン固定ですぐに外れた場合や、術前から大きく動揺が見られる症例では、ワイヤーを用いてレジン固定**を行います（**図2-1-3**）。

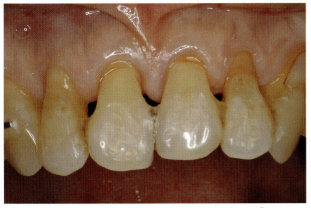
図2-1-2●動揺している前歯部をスーパーボンド®にて固定した例。

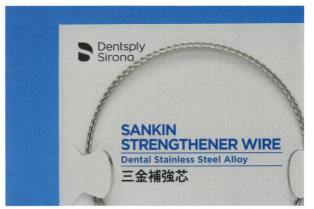
図2-1-3●筆者がワイヤー固定をする際に使用している三金補強芯（Dentsply Sirona）。術前に模型上で歯の豊隆に合わせて曲げておき、スーパーボンド®で接着することで、強固に固定できます。**図2-1-1b**で使用しています。

暫間冠による固定のしかた

すでに補綴物が装着している歯であれば、補綴物を除去してレジン暫間冠にて連結固定をします。支台歯形成がなされている歯のほうが手術はしやすいです。

STEP 2 切開

　再生療法では、**歯肉組織を可及的に保存するため、歯の周囲切開は『歯肉溝内切開』が原則**です。同様に**歯間部歯肉も可及的に保存するために『歯間乳頭保存術』を応用**します。ただし、歯間乳頭保存術は歯間乳頭の幅によって、**図2-2-1**に示す４通りから選択されます。

　図2-2-1のように、**歯間乳頭の幅が2mm以下であるか2mm以上であるかで切開方法が変わりますが、2mm以上であっても歯間乳頭の厚みがないときは、さらに切開方法を再考する必要があります。**また、骨欠損部およびその周辺の歯槽骨も十分に明視するため、必要に応じて縦切開を加えることも大切です。

　切開には、**一次切開と二次切開があります。**一次切開ではブレードを用いて歯肉上皮を鋭利に切開します。二次切開ではペリオドンタルナイフを用いて歯肉溝内の結合組織付着を切開し、また歯肉組織では骨膜を切開します。

切開の
Technical Point

切開で大事なことは次の6つ

❶ 歯の周囲は歯肉溝内切開。

❷ 歯間乳頭は可及的に保存する。

❸ 必要に応じて縦切開を加える。

❹ 骨膜までしっかり切開する。

❺ 一次切開：ブレードにて歯肉上皮を切開する。

❻ 二次切開：ペリオドンタルナイフを用いて歯肉溝内の結合組織付着と骨膜を切開する。

STEP 2 切開

歯間乳頭の幅が2mm以下の場合

単純型歯間乳頭保存術
Simplified papilla preservation technique

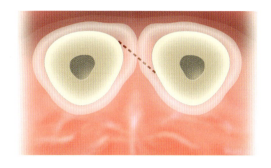

歯間乳頭の幅が2mm以上の場合

歯間乳頭保存術
Papilla preservation technique

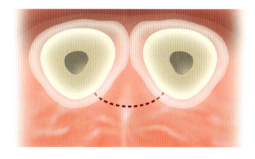

歯間乳頭保存術(改良型)
Modified papilla preservation technique
(Horizontal buccal incision)

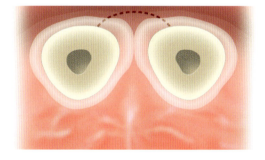

歯間乳頭の幅が2mm以上の場合(歯間乳頭が薄い場合)

改良型歯間乳頭保存術
Modified papilla preservation technique
(Triangular palatal incision)

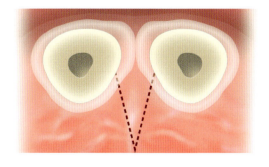

図2-2-1●歯間乳頭保存術のバリエーション。歯間乳頭保存術と歯間乳頭保存術(改良型)は、歯間乳頭部の切開線が頬側か口蓋側かの違いのみです。切開剥離は頬側あるいは口蓋側の双方でできますが、縫合となると口蓋側の後方では困難です。したがって上顎中切歯間であれば歯間乳頭保存術は可能ですが、それ以外の部位では歯間乳頭保存術(改良型)を選択します。

一次切開の
Technical Point 1
一次切開には、替刃メス12bあるいは15cを使用する

- 歯周ポケットが深い部位ではSybron CK-2を使用すると、辺縁歯肉を傷つけることなく歯槽骨に達する切開ができる（特に第二大臼歯遠心隅角の切開にはCK-2がとても有効）。

- 大臼歯遠心隅角部でブレードの刃先が十分に届かない場合は、ユニバーサル360度ブレードハンドル（Hu-Friedy）に15cを装着すると切開が容易にできる。

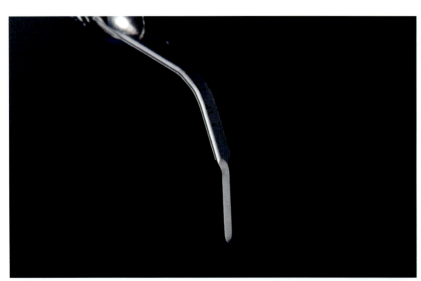

図2-2-2a●Sybron CK-2は深い骨欠損の歯肉溝内切開を加えるのに便利です。湾曲させることで、臼歯部の深い部位にも切開を容易に行うことができます。

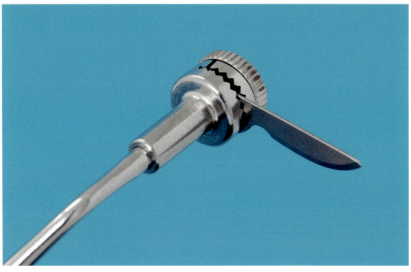

図2-2-2b●大臼歯遠心隅角部では、ユニバーサル360度ブレードハンドル（Hu-Friedy）に15cを装着すると切開が容易になります。

STEP 2 切開

一次切開の
Technical Point 2
ブレードは円弧を描くように進める

- ブレードは円弧を描くようなイメージで進める。
- 刃先は骨に軽く当てる程度にする（骨に刺さるように当てると、刃先が鈍って切開がきれいにできない）。

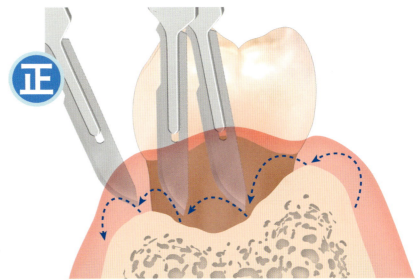

図2-2-3a●一次切開の目的は歯肉上皮をきれいに切ることです。ブレードの刃を上下に動かすと歯肉はきれいに切れます。刃先は骨に軽く当てるようなイメージで、強く当てないようにします。ブレードの刃を上下に動かしつつ、骨には強く当てないイメージで切開を進めることがポイントです。

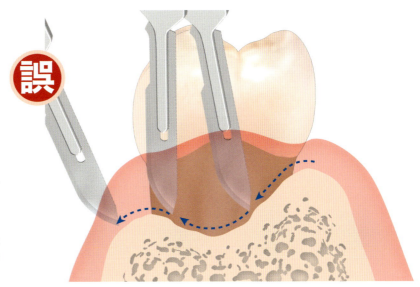

図2-2-3b●ブレードでの一次切開は、歯肉のみをきれいに切るイメージで行います。したがって、一次切開では刃先を歯槽骨に強く当てないように心掛けましょう。ブレードの刃先を歯槽骨に当てて切ってしまうと、刃先が壊れて切れなくなります。また、刃を立てて水平方向に動かしてもうまく切れません。

二次切開の
Technical Point 3
二次切開で骨膜を十分に切開することが大事

- ペリオドンタルナイフによる骨膜切開が十分にできないと、歯肉弁はきれいに剥離できない。
- オーバン1/2（Hu-Friedy）、あるいはオーバンロング1/2（Hu-Friedy／図2-2-4）を使用して骨膜を十分に切開する。

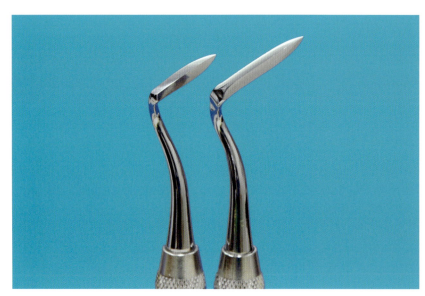

図2-2-4●ペリオドンタルナイフ。オーバン1/2（左：Hu-Friedy）、オーバンロング1/2（右：Hu-Friedy）。

STEP 3 剥離

STEP 3 剥離

　歯肉および骨膜の切開が十分にできたら、全層弁（粘膜骨膜弁）を剥離します。剥離**は歯間乳頭から開始して辺縁歯肉を剥離し、骨欠損部の骨縁から少なくとも5mmほどの骨が明視できるまで**行います。辺縁歯肉は薄いため、必ず歯間乳頭から剥離翻転します（図2-3-1）。歯間乳頭の剥離がきちんとできていないと、辺縁歯肉を破ってしまいます。

　剥離した全層弁はもと通りに整復しますので、**必要以上に広く剥離する必要はありません。**手術がしやすいようにしっかり剥離することが大事です。

剥離の
Technical Point 1
剥離で大事なことは次の4つ

❶ 歯間乳頭から剥離する。

❷ 歯間乳頭の切開方法（4通り）で剥離の方法を変える。

❸ 歯間乳頭の剥離をしてから辺縁歯肉を剥離する。

❹ 全層弁をしっかり剥離し骨面を明視する。

単純型歯間乳頭保存術の剥離イメージ
Simplified papilla preservation technique

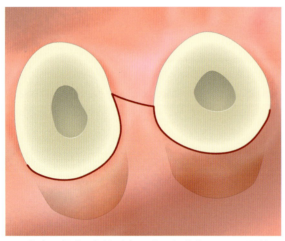

● 天然歯の場合、単純型歯間乳頭保存術では、切開線は頬側寄りになるため、頬側の歯肉弁から剥離します。

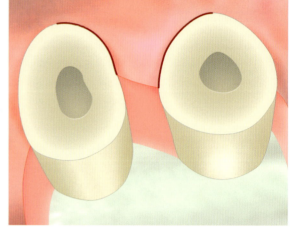

● その後、舌側の歯間乳頭、歯肉弁を剥離します。

単純型歯間乳頭保存術の臨床例

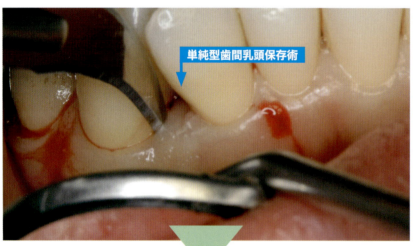

● 歯肉溝内切開を行い、歯間乳頭を温存します。3|の遠心隅角部および2|の近心隅角部に縦切開を加えます。

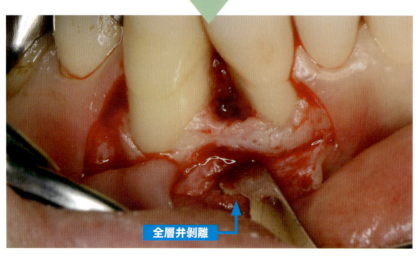

● 骨欠損が明示できるように、歯肉弁を歯槽骨から3mm剥離します。歯槽骨の凹凸に沿って、骨膜を破らないようにていねいに剥離することが大事です。

図2-3-1 ● 単純型歯間乳頭保存術と歯間乳頭保存術(改良型)における剥離のイメージ。

歯間乳頭保存術（改良型）の剝離イメージ

Modified papilla preservation technique

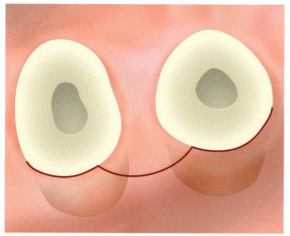

- 頰側に扇形の切開線を加えて、歯肉弁を剝離します。

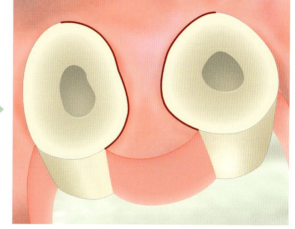

- 歯間乳頭を剝離する際は、歯間乳頭の歯肉溝内切開と歯間乳頭下の剝離を十分に行うことが大切です。

歯間乳頭保存術（改良型）の臨床例

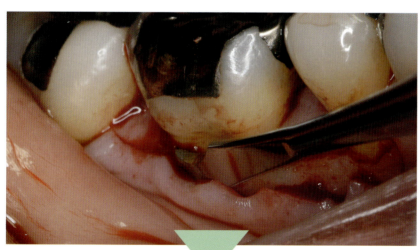

- 隅角部の小さい部位の剝離はTG-O（Hu-Friedy）が便利です。

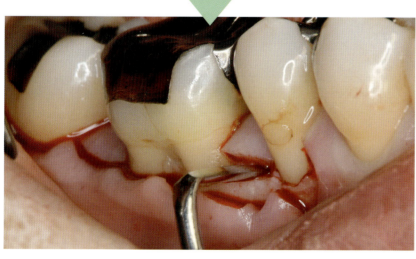

- 歯間部歯肉は、オーバンナイフを骨面の直上に挿入し、骨面から剝がすように歯間乳頭を挙上して剝離します。

Case 10

歯間乳頭保存術(改良型)による切開と剝離の実際

● 頬側の切開と剝離

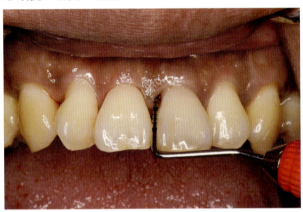

Case 10-1 ● 3|3 に歯間乳頭保存術(改良型)を実施します。

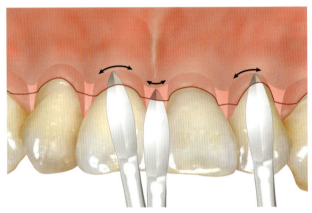

Case 10-2 ● 歯間乳頭に水平切開を加え、頬側の歯肉溝内切開を入れます。二次切開として、オーバンナイフを用いて骨膜の切開を十分に行います。骨にしっかり当てて擦るように切開するのがポイントです。

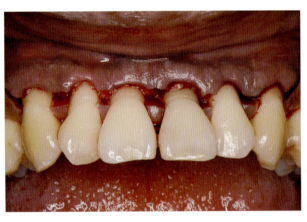

Case 10-3 ● 頬側の全層弁をハッシュフェルト20(Hu-Friedy)あるいはTG-O(Hu-Friedy)を用いて剝離します。

● 歯間乳頭部の剝離

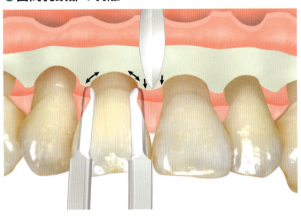

Case 10-4 ● 頬側から歯間乳頭部の歯肉溝内の骨膜切開を行い、歯間乳頭と骨が接する部位にもオーバンナイフを挿入して剝離する。

STEP 3 剥離

● 口蓋側の切開と剥離

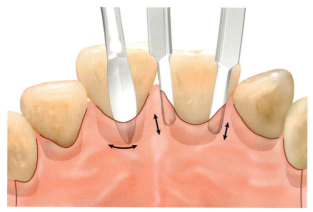

Case 10-5 ● 口蓋側の歯肉溝内の骨膜切開を行います。オーバンナイフは厚みと幅があるため、しづらい場合はCK-2が便利です。

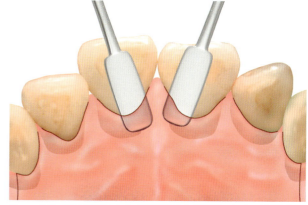

Case 10-6 ● 口蓋歯肉と歯間乳頭を剥離します。歯間乳頭を骨から十分に剥離し、口蓋側は隅角部に剥離子を挿入し回転することで、歯間乳頭と一塊で剥離することができます。

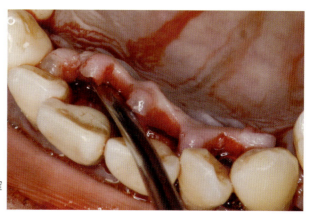

Case 10-7 ● 歯間乳頭が十分に剥離されたことを確認してから、口蓋歯肉を剥離翻転しましょう。

● 全層弁による十分な剥離

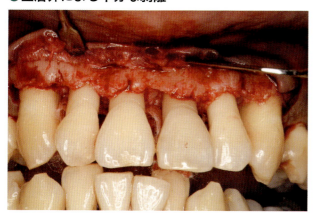
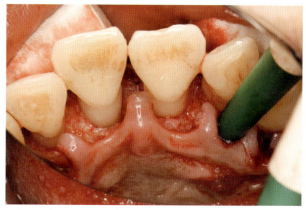

Case 10-8、9 ● 頬側・口蓋側ともに全層弁にて十分に剥離することで、次のステップ（骨内欠損の掻爬と歯根面の滑沢化）が容易になります。

Part●2 治療ステップ別・成功に導く必須テクニック

STEP 4
骨内欠損の掻爬と歯根面の滑沢化

　骨内欠損の再生を成功させるためにもっとも大切なことは、**歯槽骨上に残存する軟組織の除去と歯根面の滑沢化**です。これはたいへん難しく、このステップに多くの時間を費やします。

　なお、切開と剝離がうまくできなくても、欠損部の掻爬と歯根面の滑沢化がきちんとできれば再生は可能です。

掻爬と滑沢化の
Technical Point 1
掻爬と滑沢化で大事なことは次の３つ

❶ 歯槽骨上の軟組織を完全に除去する。

❷ 歯根面の歯石および沈着物を除去する。

❸ 歯根面を滑沢化する。

STEP 4 骨内欠損の搔爬と歯根面の滑沢化

 歯槽骨上に残存する軟組織の除去方法

　歯槽骨面の搔爬には、ユニバーサルキュレットおよびグレーシーキュレットを駆使して軟組織を完全に除去します（CASE 11およびPART 1参照）。
　骨面に軟組織が付着していますので、キュレットの刃を骨面に当ててしっかり除去します。そして歯槽骨から約1mmの歯根面には歯根膜線維が強固に付着しています。この線維性付着部分もしっかり除去します。 特に垂直性骨欠損の深い部位は狭いので、IUキュレット13/14の先端の鋭利な刃を使用すると軟組織が容易に除去できます。
　根分岐部病変ではグレーシーキュレットのミニファイブが重宝します。

搔爬と滑沢化の
Technical Point 2

搔爬と滑沢化の基本器具はグレーシーキュレット（スタンダード）

ただし、部位によって以下のキュレットを併用する

- 【前歯部（狭い骨欠損）】・IUキュレット 13/14
- 【臼歯部（広い骨欠損）】・IUキュレット 17/18
　　　　　　　　　　　　・ヤンガーグッド 7/8
- 【根分岐部】・グレーシーキュレット（ミニファイブ）

歯槽骨上の搔爬の実際は次ページへGO！

Case 11

歯槽骨上に残存する軟組織除去の実際

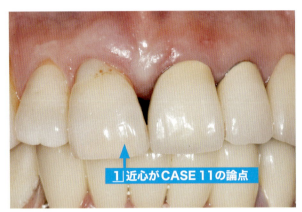

Case11-1a● 初診時の口腔内写真。

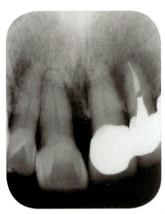

Case11-1b● 初診時のデンタルエックス線写真。1|近心に垂直性骨欠損像が見られます。

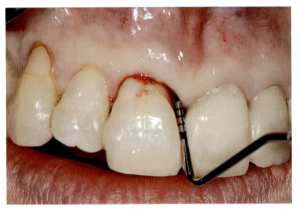

Case11-2● 歯周基本治療終了後、1|近心に11mmの歯周ポケットを認めます。

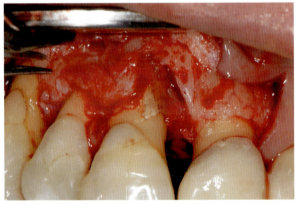

Case11-3● 全層弁を剥離すると1|近心から中央に大きな骨欠損が見られます。歯根表面には歯石が付着しています。

▼歯槽骨上の軟組織除去後の状態

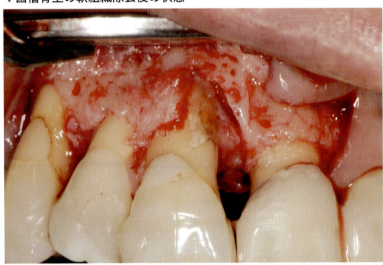

Case11-4● ユニバーサルキュレットおよびグレーシーキュレットを使用して、歯槽骨上に残存する軟組織をすべて除去します。

STEP 4 骨内欠損の掻爬と歯根面の滑沢化

 歯根面滑沢化の方法

歯根面に残存する歯石と沈着物は、超音波スケーラーで完全に除去します。**超音波スケーラーによって歯根面を滑らかにし、その後、グレーシーキュレットを用いて歯根面を滑沢にします**（図1-4-5、Case12、13）。

掻爬と滑沢化の
Technical Point 3

最初は超音波スケーラー、次にグレーシーキュレットで滑沢化する

❶ 超音波スケーラーにて歯石と沈着物、着色を除去する。

❷ その後、グレーシーキュレットにて歯根面を滑沢化する。

▼歯根面滑沢化後の状態

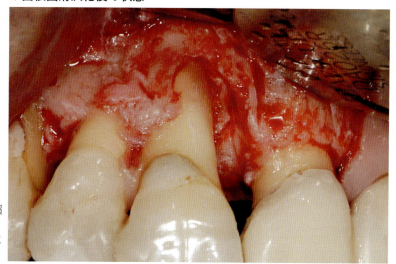

Case11-5●歯根面に残存する歯石を超音波スケーラーで完全に除去し、グレーシーキュレットを用いて歯根面を滑沢にします。

Case 12

エナメルプロジェクションへの対応も行う

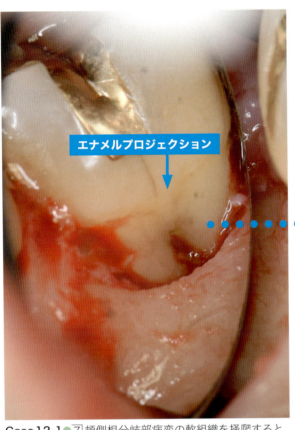

Case12-1● 7┘頬側根分岐部病変の軟組織を掻爬すると、歯根面にわずかな歯石とエナメルプロジェクションが認められました。ルートトランクは約2mmでした。

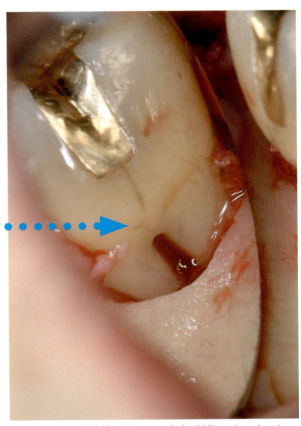

Case12-2● 超音波スケーラーおよびグレーシーキュレットを使用して、根面の滑沢化を行いました。根分岐部に伸びるエナメルプロジェクションは、バーを用いて削除しました。

STEP 4 骨内欠損の掻爬と歯根面の滑沢化

Case 13

軟組織の掻爬と歯根面の滑沢化の効果

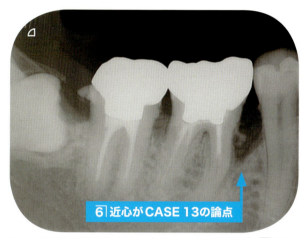

Case 13-1● 初診時のデンタルエックス線写真。6｜近心には8mmのプロービング深さを認めます。デンタルエックス線写真でも近心に骨欠損像が見られます。

（画像内注記：6｜近心がCASE 13の論点）

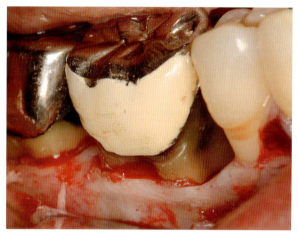

Case 13-2● 6｜近心に骨欠損を認めます。

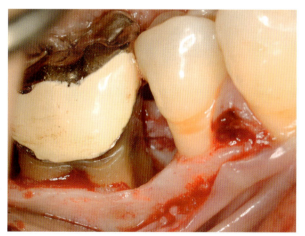

Case 13-3● やや広い3壁性骨欠損です。骨欠損部の郭清を行い、全層弁を縫合して終了としました。

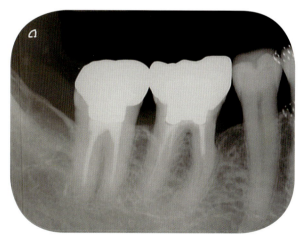

Case 13-4● 術後2年6か月のデンタルエックス線写真。6｜近心のプロービング深さは3mmに改善し、骨欠損像も消失しました。骨欠損部の大きさや形態によっては、軟組織の除去と歯根面の滑沢化のみで十分な再生が得られます。

49

STEP 5 再生材料の応用

　掻爬した骨内欠損には、**図2-5-1**に示す再生材料を応用します。なお、骨補填材や生物製剤の単独使用・併用使用の適応症については、**Part1 P23**を参照ください。

1 骨補填材

1）同種自家骨
2）同種他家骨　　脱灰凍結乾燥骨：DFDBA
　　　　　　　　凍結乾燥骨：FDBA
　　　　　　　　【注意：日本国内未承認】
3）異種他家骨　（Bio-Oss® : Geistlich）
4）人工骨

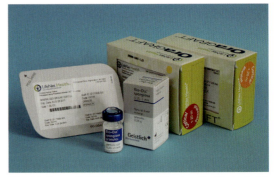

図2-5-1a●各種骨補填材。Bio-Oss®（Geistlich）はウシ骨を原材料としたもの。脱灰凍結乾燥骨（DFDBA）および凍結乾燥骨（FDBA）はヒト骨を原材料としたもので、日本国内未承認の材料です。

2 生物製剤

1）Emdogain®（図2-5-1b）
2）リグロス®（図2-5-1c）

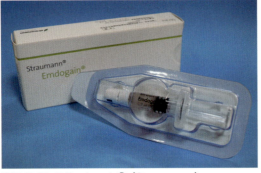

図2-5-1b●Emdogain®（Straumann）。

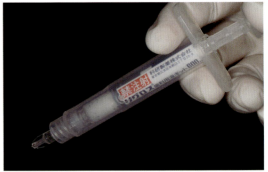

図2-5-1c●リグロス®（科研製薬株式会社）。

3 骨補填材と生物製剤の併用

図2-5-1●再生材料の種類。再生材料は、骨内欠損の状態、治癒形態、術者の好み、費用などで選択されます。なお本書では、組織遮断膜（GTR法）は割愛します。

STEP 5 再生材料の応用

 ## 骨補填材を応用する際の注意点

骨補填材を充填する際に注意することは、**骨補填材を骨内欠損部に緊密に充填すること**です。**少量ずつ充填し、ガーゼで押さえて死腔を作らない**ようにします。

骨補填材は骨内欠損部に過不足なく充填します。骨内欠損よりも少なく充填しては十分な再生は得られません。また、過剰に充填すると歯肉が裂開して、十分な再生は得られません(図2-5-2、CASE 14、15)。

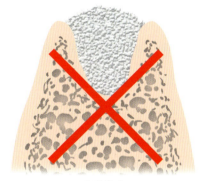
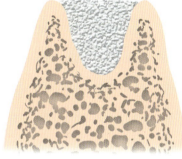
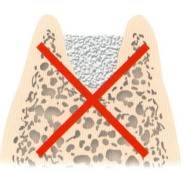

過剰填塞 　　　標準填塞 　　　填塞不足

図2-5-2●欠損部への骨補填材の充填イメージ。骨補填材は、多すぎず少なすぎず、適度に充填します。

骨補填材応用時の
Technical Point 1
骨補填材の応用で大事なことは以下の2つ

❶ 骨補填材は死腔を作らないよう緊密に充填する。
❷ 骨補填材は骨内欠損より過剰に充填しない。

51

自家骨採取のしかた

　自家骨は、手術部位周辺の頬側歯槽骨、骨隆起、無歯顎堤、臼後結節、上顎結節から採取します。採取には、骨鉗子（図2-5-3）またはチゼルを使用します。

　採取した自家骨は、大きすぎると腐骨になり、小さすぎると吸収されることから、直径1～2mmの骨片が望ましいでしょう。骨片が大きい場合は粉砕して小さくします。

　自家骨採取後は、生理食塩水にて付着している血液を十分に洗い流します（図2-5-4）。

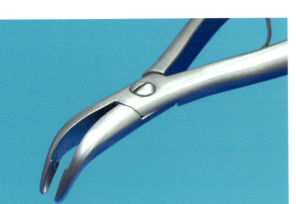

図2-5-3 ● 骨鉗子・平川型 ＃3下顎用（株式会社YDM）。

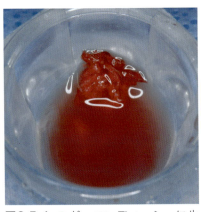 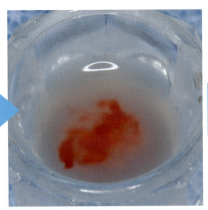 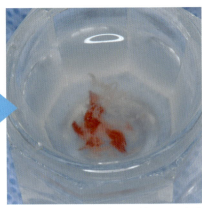

図2-5-4a ● ダッペンディッシュに生理食塩水を入れ、チゼルで採取した自家骨を貯めます。血液がたくさん付着しています。

図2-5-4b ● 生理食塩水を捨て、再度生理食塩水で洗浄します。まだ血液が残っています。

図2-5-4c ● 生理食塩水を捨て、再度生理食塩水で洗浄したところ、血液はほとんどなくなりました。

STEP 5 再生材料の応用

Case 14

自家骨の充填例①

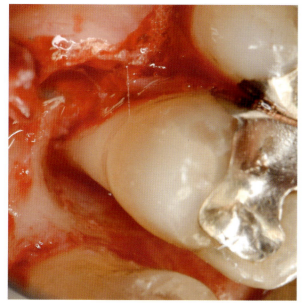

Case 14-1 ● |4近心に3壁性骨欠損を認めます。

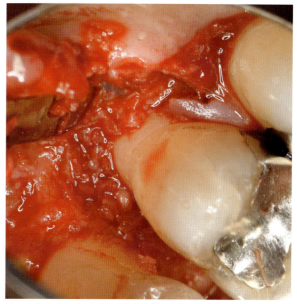

Case 14-2 ● 自家骨を骨内欠損に過不足なく充填します。

+ In Addition

Q 骨補填材は何を選択すればよいでしょうか？

A ゴールドスタンダードは「自家骨」です！

　自身の口腔内から自家骨を採取できる歯槽骨があれば、自家骨が第一選択となります。ただし、骨欠損を充填する十分な自家骨を採取できる症例はなかなかありません。
　自家骨が採取できない症例では、脱灰凍結乾燥骨あるいはBio-Oss®を選択します。

> ヒト歯周組織の再生は、①同種自家骨、②同種他家骨（DFDBA、FDBA）、③異種他家骨（Bio-Oss®）で実証されています。

Case 15

自家骨の充填例②

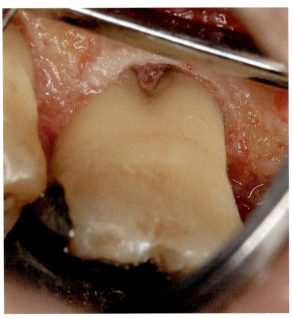

Case 15-1● 6̲頬側に根分岐部病変Ⅰ度を認めます。

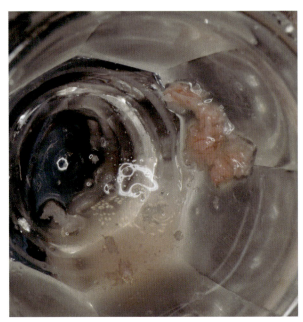

Case 15-2● 頬側の歯槽骨から自家骨を採取します。

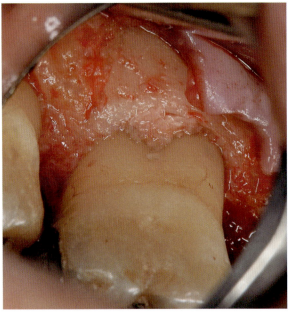

Case 15-3● 頬側根分岐部に自家骨を緊密に充填します。

STEP 5 再生材料の応用

 ## 現在利用できる生物製剤は2つ

生物製剤にはEmdogain®とリグロス®があります。

　Emdogain®は1995年から欧州で使用され（日本国内では1998年に当時の厚生省にて承認）、20年以上世界各国で使用されています。現在、全世界44か国、200万症例以上使用され、副作用の報告は一切ありません。現時点では生物製剤としてもっとも信頼できる材料です。

　リグロス®は2016年に厚生労働省に承認された日本発、世界初の歯周組織再生を誘導する「薬」です。医療保険制度のもと使用できる薬剤であるため、今後臨床報告は増えると思われます。

+ In Addition

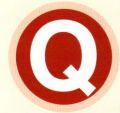 **Emdogain®とリグロス®はどのように使い分ければよいでしょうか？**

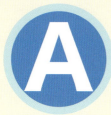 **患者とよく相談してから決定しましょう**

　筆者は1999年から20年間Emdogain®を使用してきました。現在までに約900症例使用してきましたが、治療効果のきわめて高い材料だと認識しています。個人的には再生療法の第一選択はEmdogain®と考えています。

　一方、リグロス®の使用実績は約20症例です。症例数は少なく術後経過も短いのですが、個人的な見解としては「歯肉剥離掻爬術のみと比較すると、リグロス®を併用したほうが効果はある」と思います。ただし、かなりの頻度で術後の歯肉腫脹が発現します。歯肉腫脹は1〜2週間継続します。

　「Emdogain®を使用するか、それともリグロス®を使用するか」の第1条件は、「治療効果の実績（副作用も含めて）」です。そして第2条件は「健康保険で治療するかしないか」だと思います。臨床の現場ではこの第2条件が、Emdogain®かリグロス®かの選択を大きく左右すると思われます。平たくいうと、**治療効果と金銭的な問題を考慮することが選択のカギ**となるでしょう。

　双方の長所・短所を患者とよく相談して選択することが大切です。

Emdogain® の効果的な応用法

骨欠損部の歯根面には根面処理を行います。24％EDTA（Pref Gel®／図2-5-5）を2分間塗布します。

塗布後十分に水洗し、歯根面の血液および唾液を洗い流した後、**可及的に歯根面を乾燥してEmdogain® を塗布**します（CASE 16、17）。

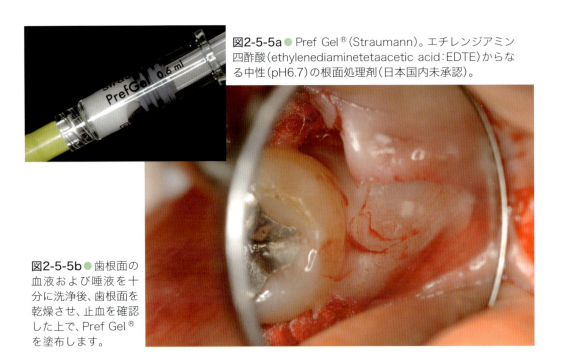

図2-5-5a● Pref Gel®（Straumann）。エチレンジアミン四酢酸（ethylenediaminetetaacetic acid：EDTE）からなる中性（pH6.7）の根面処理剤（日本国内未承認）。

図2-5-5b● 歯根面の血液および唾液を十分に洗浄後、歯根面を乾燥させ、止血を確認した上で、Pref Gel® を塗布します。

Emdogain® 応用時の
Technical Point

Emdogain® の応用で大事なことは以下の3つ

❶ Emdogain® を塗布する際は根面処理を行う。

❷ 根面処理後は、歯根面を十分に洗浄し乾燥する。

❸ Emdogain® はたっぷり塗布する（1歯であれば0.3mlをすべて、2歯以上であれば0.7mlをすべて使い切る）。

STEP 5 再生材料の応用

Case 16

Emdogain® の塗布例①

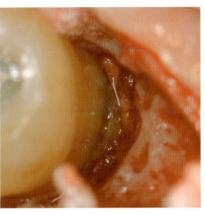
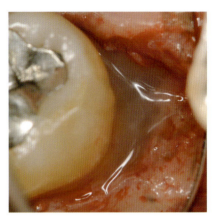

Case 16-1● 7| 遠心に3壁性骨欠損を認めます。

Case 16-2● Pref Gel® にて根面処理を行い、水洗乾燥の後に Emdogain® を塗布します。

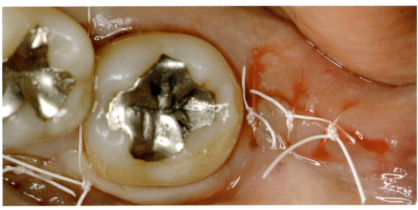

Case 16-3● 縫合によって歯肉を整復します。

Case 17

Emdogain® の塗布例②

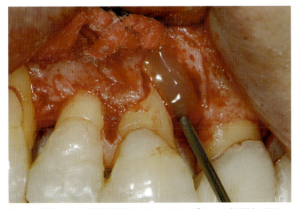
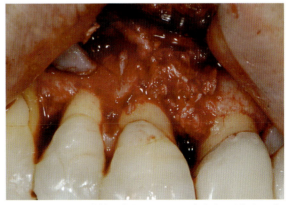

Case 17-1● 1| 露出歯根を Pref Gel® にて根面処理し、水洗乾燥の後に Emdogain® を塗布します。

Case 17-2● 2壁性骨欠損であり骨内欠損が大きいため、自家骨とFDBAを混合した補填材を充填しました。

リグロス® の効果的な応用法

リグロス® もEmdogain® と同様に歯周組織再生に有効です。再生療法の適応症に準じて、3壁性骨欠損あるいは2壁性骨欠損には効果的です。

なお、**リグロス® では根面処理は不要です**。Emdogain® と同様に、塗布前は歯根面の血液および唾液を十分に洗浄してからリグロス® を塗布します（CASE 18）。

❗ CAUTION！

リグロス® は術後に腫脹が生じることがあります

リグロス® を応用すると、通常のフラップ手術と比較して軟組織の治癒は良好です。ただし、副作用として高い頻度で歯肉の腫脹が見られます。程度にもよりますが、術後2～4週間で消失します。本件については、事前に患者に伝えておくとよいでしょう。

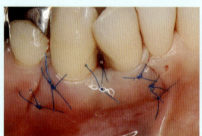 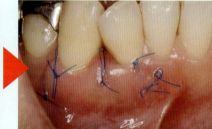

図2-5-6● ③②歯間乳頭にリグロス® の副作用と思われる腫脹が見られる。患者からは疼痛などの訴えはなかった。

リグロス® 応用時の
Technical Point

リグロス® の応用で大事なことは以下の2つ

❶ リグロス® を塗布する際は、歯根面を十分に洗浄し乾燥する。

❷ リグロス® はたっぷり塗布する。欠損の程度にもよるが、3～4歯であれば600μgで十分。

STEP 5 再生材料の応用

Case 18

リグロス® の塗布例

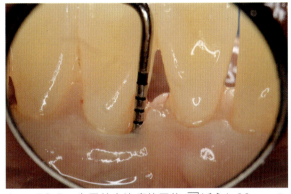

Case 18-1● 歯周基本治療終了後、1|近心に11mmの歯周ポケットを認めます。

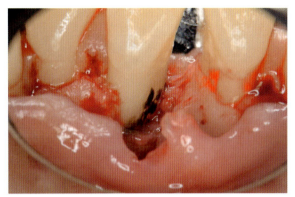

Case 18-2● 歯根に多量の歯石が付着しています。

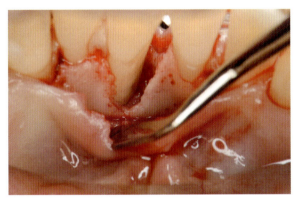

Case 18-3● 根面の滑沢化と軟組織の除去を行います。

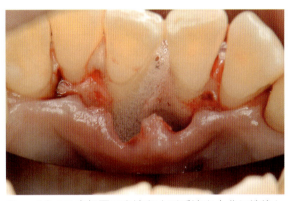

Case 18-4● 歯根面の血液および唾液を十分に洗浄した後、リグロス® を塗布します。

リグロス® は洗浄後、根面処理の必要なし！

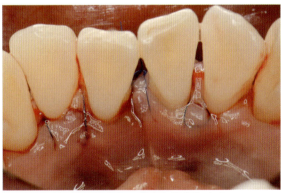

Case 18-5● 単純縫合にて歯肉を整復します。

自家骨とEmdogain® を併用する際の注意点

自家骨とEmdogain® 混ぜる場合は、**生理食塩水で自家骨に付着した血液を十分に洗い流し、生理食塩水をしっかり水切りしてから**Emdogain® と混ぜ合わせます（図2-5-7）。
Emdogain® が自家骨に十分に絡むように混ぜることがポイントです。

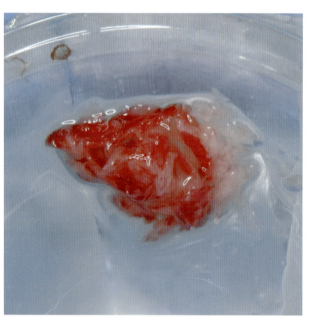
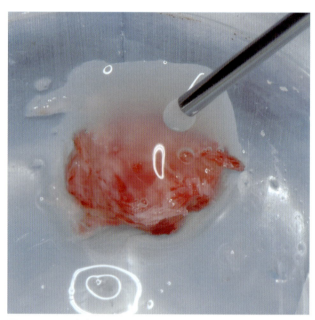

図2-5-7a● 生理食塩水にて自家骨に付着した血液を洗浄後、十分に生理食塩水を水切りした状態の自家骨。

図2-5-7b● 自家骨にEmdogain® がよく絡むように混ぜることが大切です。

STEP 5 再生材料の応用

 ## 骨補填材とEmdogain®を併用する際の注意点

骨欠損部に骨補填材を充填する前に、骨補填材とEmdogain®を混ぜておきます（図2-5-8）。骨補填材の表面をEmdogain®にてコーティングすることで、さまざまな遺伝子、成長因子、サイトカインを活性化させることができます。そのため、**骨補填材にはEmdogain®以外のものが触れないように**します。たとえばEmdogain®と骨補填材を混ぜる前に骨補填材が血液に汚染されると、Emdogain®の吸着が阻害されます。

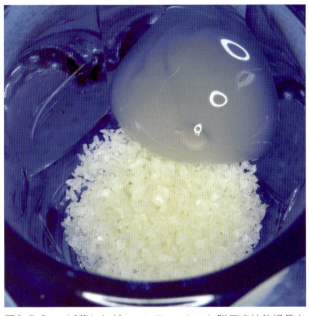

図2-5-8a● 滅菌したダッペンディッシュに脱灰凍結乾燥骨を取り出し（写真は臼歯4歯の骨欠損への充填分）、Emdogain®を適量注ぎます。

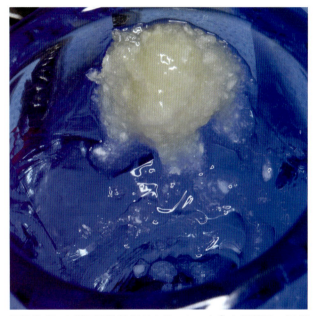

図2-5-8b● 脱灰凍結乾燥骨とEmdogain®を剥離子で混ぜ合わせます。脱灰凍結乾燥骨がある程度ヒタヒタになる量のEmdogain®が望ましいでしょう（Emdogain®が少なくてパサパサな状態はNGです）。

Part●2 治療ステップ別・成功に導く必須テクニック

STEP 6 縫合

縫合で歯肉弁をもと通りに整復します。**辺縁歯肉が歯根面にしっかり適合することが大切ですので、歯肉弁は緊密に縫合しなければなりません。**

基本的には単純縫合を用いますが、歯間部の切開方法によって若干ですが縫合方法も変わります。**図2-6-1〜2-6-3**に示す3つの縫合方法を選択します（CASE 19、20）。

なお、再生療法では縫合糸を2〜3週間は保持しますので、**モノフィラメント縫合糸を使用**します（PART 1参照）。

縫合時の
Technical Point
縫合で大事なことは次の3つ

❶ 切開前の状態に歯肉弁を縫合する。

❷ 単純縫合で緊密に縫合する。

❸ テンション（緊張）がかかる部位は、懸垂縫合あるいは改良垂直マットレス縫合を用いる。

STEP 6 縫合

単純縫合

単純縫合は、「縦切開」「歯槽頂切開」「歯間乳頭切開」に用います。縫合の方法は一見簡単そうですが実は難しく、針を刺す部位が1mmずれると歯肉弁がきれいに整復できません。また、長い切開部分では最初の縫合が少しずれてしまうと、その後が合わなくなります。

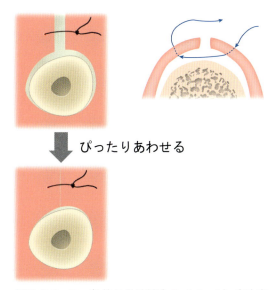

図2-6-1a●一般的な単純縫合のイメージ。歯肉弁をぴったり合わせることがポイントです。

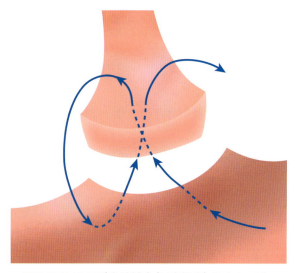

図2-6-1b●二重単純縫合（V字縫合）のイメージ。

懸垂縫合

骨補填材・組織遮断膜を応用した場合、あるいは大きな骨欠損部に骨補填材を充填した場合には、懸垂縫合を加えることで歯肉弁の離開を効果的に減少します。

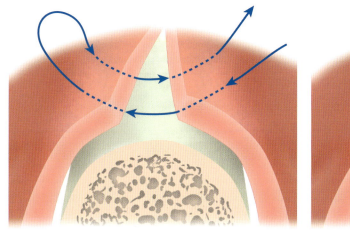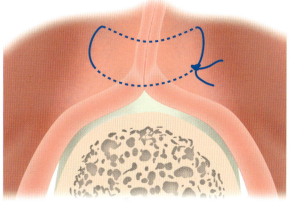

図2-6-2●懸垂縫合のイメージ。

改良垂直マットレス縫合

　改良垂直マットレス縫合は、歯間乳頭の縫合に用います。歯肉弁を懸垂して緊張を加え、歯間乳頭を合わせる縫合です。

　再生療法では歯肉弁と歯根面をしっかり適合させることが大切であることから、再生療法では必要不可欠の縫合といえます。

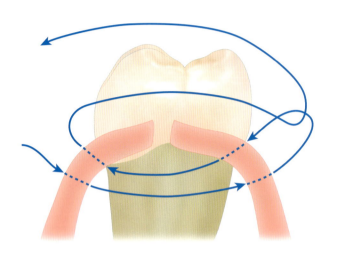

図2-6-3a ● 一般的な改良垂直マットレス縫合のイメージ。

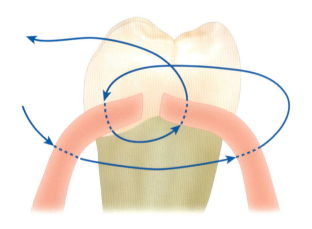

図2-6-3b ● 歯間乳頭を合わせる改良垂直マットレス縫合のイメージ。

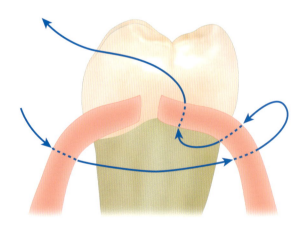

図2-6-3c ● 改良垂直マットレス縫合（変法）のイメージ。

STEP 6 縫合

Case 19

懸垂縫合と二重単純縫合を行った縫合例

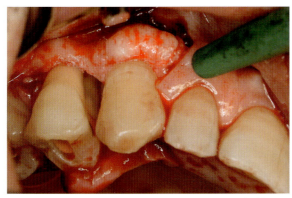

Case 19-1 ●4| 近心の骨内欠損を掻爬し骨移植材を充填します。

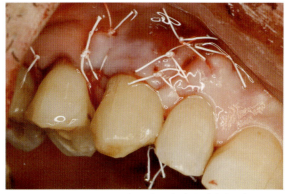

Case 19-2 ●4 3| 間の歯間乳頭保存術（改良型）による歯肉弁は、懸垂縫合と二重単純縫合を行いました。

Case 20

各種縫合を複合的に用いた症例

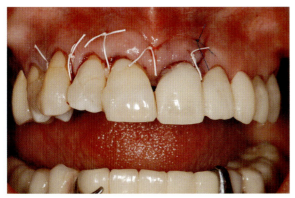

Case 20-1 ●|1 遠心隅角縦切開は単純縫合、1|1 間は懸垂縫合を行いました。

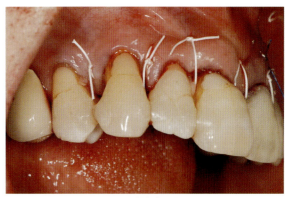

Case 20-2 ●4 3| 間は懸垂縫合を行っています。

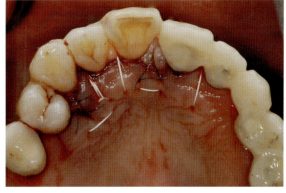

Case 20-3 ●1|1 間の歯間乳頭保存術は二重単純縫合、3 2| 間は改良垂直マットレス縫合、4 3| 間の改良型歯間乳頭保存術による歯肉弁には単純縫合を行いました。

Part 2

治療ステップ別・成功に導く必須テクニック

STEP 7 術後管理

　再生療法を実施した際には、術後投薬と手術部位の取り扱いが大切です。**2〜3週間は手術部位を安静**にし、再生を促します。

　なお、歯周外科手術によって一時的に炎症が惹起するため動揺度が増加します。**動揺度が増加しそれに伴い咬合痛が出現した場合には、すみやかに咬合調整あるいは固定**を行い対処します。

術後管理の Time Schedule

抜糸までの来院間隔と清掃内容

術直後	**• 抗生物質の処方** 合成ペニシリン（サワシリン® カプセル 250）毎食後 1 回 1 錠を 1 日 3 回 2 日間 または 塩酸ドキシサイクリン（ビブラマイシン® 錠 100mg）初日 200mg、 2 日目から 100mg を 7 日間 **• 鎮痛剤の処方** アセトアミノフェン（カロナール® 300）を頓服。 1 回 2 錠 3 回分（痛みが強いときは 1 回 3 錠）
手術 3 〜 4 日後	• 手術部位の洗浄 • 縫合糸および歯周囲に付着しているプラークの除去
手術 7 日後	• 縫合糸および歯の周囲に付着しているプラークの除去 • 完全に歯肉が閉鎖している部位の縫合糸の除去
手術 10 〜 11 日後	• 残している縫合糸および歯の周囲に付着しているプラークの除去
手術 14 日後	• すべての縫合糸の除去 • 歯の周囲に付着しているプラークの除去

STEP 7 術後管理

 ## 抗生物質と鎮痛剤の術後投薬

術後感染を抑制するための抗生物質として、塩酸ドキシサイクリン（テトラサイクリン系抗生物質製剤）またはアモキシシリン（合成ペニシリン製剤）を処方します**（図2-7-1）**。

また、**骨欠損が大きいほど術後疼痛が出現します**ので、鎮痛剤を処方し術後疼痛を抑制します。基本的には、アセトアミノフェン（カロナール® 錠300）を処方します。

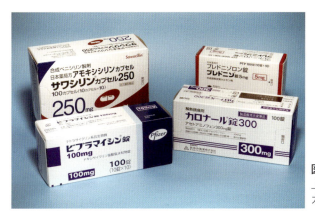

図2-7-1● サワシリン® カプセル250（左上）、ビブラマイシン® 錠100mg（左下）、カロナール® 錠300（右下）。

 ## 手術部位の管理（患者自身の管理）

抜糸までの期間は、以下の3点を実施してもらいます。
①2～3週間は、歯ブラシの使用は禁止します。
②2～3週間は、できるだけ手術部位では噛まないように指示します。
③歯ブラシを禁止している期間は、ノンアルコール処方の洗口液にて1日2回、手術部位を洗口してもらいます。
④抜糸後の1～2週間は超軟毛の術後用歯ブラシ**（図2-7-2）**を使用します（まだ歯肉が完全に成熟していないため）。
⑤その後は通常の歯ブラシと歯間ブラシを使用します。

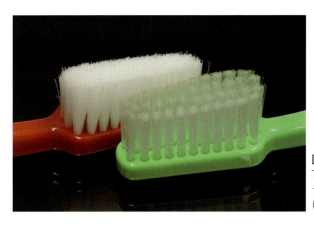

図2-7-2● 術後用の超軟毛歯ブラシ TePe® スペシャルケア（上）、通常の歯ブラシ TePe® セレクトエクストラソフト（下）。

来院での手術部位の洗浄（術者の管理）

　歯ブラシの使用を禁止しますので、いくら洗口剤を使用しても手術部位にはプラークが増殖します。そのため**週に2回は歯科医院に来院してもらい、手術部位の清掃を行います。**

　歯の周囲（歯肉縁上）および縫合糸に付着したプラークや汚れを、ヒビテン溶液（0.1～0.2％）を浸した綿球で除去します（**図2-7-3**）。さらに歯肉縁下に付着しているプラークも探針やプローブ、キュレットを用いて十分に除去します（**図2-7-4**）。

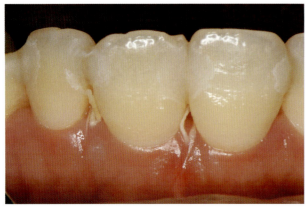

図2-7-3a●再生療法2週間後の口腔内。歯の周囲および縫合糸にプラークの付着が見られる。

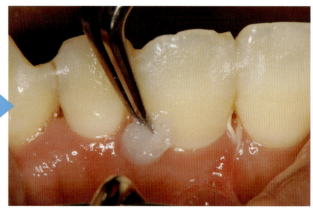

図2-7-3b●ヒビテン溶液を浸した綿球で歯の周囲（歯肉縁上）および縫合糸に付着したプラークや汚れを除去します。

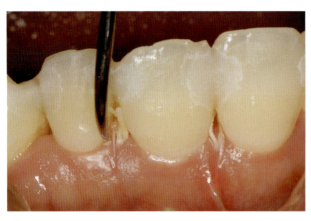

図2-7-4●歯肉縁下に付着しているプラークを探針を用いて十分に除去します。

STEP 7 術後管理

 抜糸のしかた

抜糸をする前に、歯肉および縫合糸に付着しているプラークを十分に洗浄します。抜糸をする際は、**口腔内に露出していた部位が歯肉組織を貫通しないように縫合糸を切ります**（図2-7-5）。

抜糸時の
Technical Point

抜糸で大事なことは次の2つ

❶ 抜糸前に歯肉と縫合糸に付着したプラークを十分に洗浄する。

❷ 縫合糸除去時は、口腔内に露出した縫合糸を歯肉組織内に通過させない。

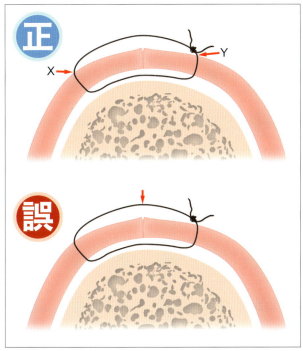

図2-7-5a● 単純縫合の抜糸は、歯肉の真上1か所を切断します（XまたはY）。糸の中央を切ると、口腔内に露出していた部位が歯肉組織を貫通してしまうのでNGです。

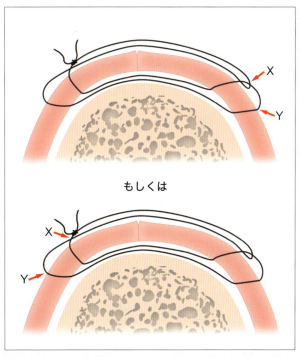

図2-7-5b● 改良垂直マットレス縫合の抜糸では、頬側あるいは舌側の2か所を切断します。

69

Part 2

治療ステップ別・成功に導く必須テクニック

STEP 8 メインテナンス

再生が得られた歯周組織を長期に維持するためにはメインテナンスが大切です。メインテナンスに移行した後は、**6か月間は毎月メインテナンスに来院**してもらいます。6か月経過した後は2か月毎に間隔をあけ、さらに**安定すれば3か月毎に来院**してもらいます[1]。なお筆者の歯科医院では、PCRが20%以下になれば早期に3か月毎のメインテナンスに変更しています。

歯周組織を良好な状態で維持するためには、患者自身のホームケアが大部分を占めます。メインテナンスでの来院時では、**歯科衛生士によるブラッシング指導とプロフェッショナルケアがとても重要**です。そして**歯科医師は咬合を確認し、過度な咬合があれば随時咬合調整**を行います。

[1] 再生療法に限らず歯周外科手術を受けた患者には、3か月毎のメインテナンス来院に応じていただきます。

メインテナンス時の
Technical Point

メインテナンスで大事なことは以下の3つ

❶ プラークの染め出しを行い PCR を確認し、
患者のブラッシングの向上に努める。

❷ ブラッシングが困難な部位は、歯科衛生士が超音波スケーラーまたはキュレットを使用しプラークを完全に除去する。

❸ 術後しばらくは頻繁に咬合を確認し、
過度な咬合は早期に調整する。

Part ● 3

Case Study

CASE 1 【軽度】垂直性骨欠損 ①

患者情報
- 45歳女性
- 非喫煙者
- 健康状態良好（血圧正常）
- 2| の軽度垂直性骨欠損に対して再生療法を計画

初診時の状態

▼初診時の口腔内写真

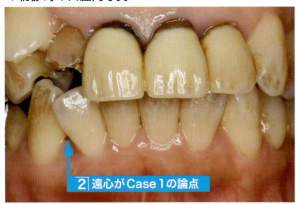

2| 遠心がCase 1の論点

CASE 1-1●中程度慢性歯周炎を呈する患者。全顎的に軽度から中程度の垂直性骨欠損が見られる。歯冠修復および咬合治療も行った。

▼初診時のデンタルエックス線写真

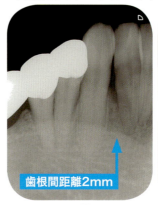
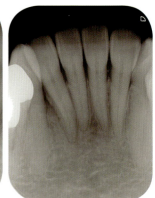

歯根間距離2mm

CASE 1-2● 2| 遠心に垂直性骨欠損が見られる。

▼初診時の歯周精密診査

		3				2			
Probing depth	F	4	3	4	6	3	3
	L	3	2	3	7	3	3
Mobility		1			1		

> 歯科衛生士による
> 歯周基本治療の徹底

再評価時の状態

▼初診時の口腔内写真

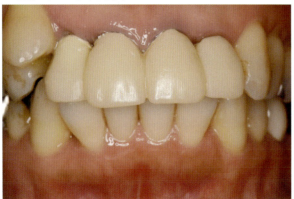

▼再評価時の歯周精密診査（初診から6か月）

		3				2			
Probing depth	F	2	2	3	6	2	2
	L	2	1	2	4	1	2
Mobility		0			1		

CASE 1-3●歯に付着していた歯石や着色を除去し、歯肉の炎症は改善された。不適切な補綴物は暫間冠に置き換えた。

CASE **1** 【軽度】垂直性骨欠損①

手術時の状態

▼ボーンサウンディング（手術直前：初診から10か月）

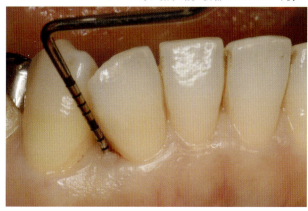

CASE 1-4● 浸潤麻酔を行い、再度プローブを用いて歯槽骨の位置を確認する。2̄遠心のプロービング深さは7mmである。しかし3̄の近心のプロービング深さは3mmであることから、2̄遠心は3壁性骨欠損が予測される。

▼切開

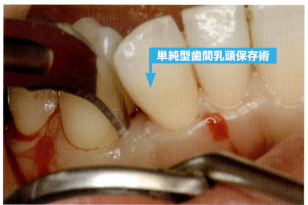

単純型歯間乳頭保存術

CASE 1-5● 歯肉溝内切開を行い、歯間乳頭を温存する。3̄の遠心隅角部および2̄の近心隅角部に縦切開を加える。

▼剝離

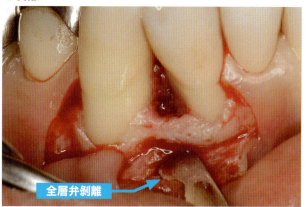

全層弁剝離

CASE 1-6● 骨欠損が明示できるように、歯肉弁を歯槽骨から3mm剝離する。歯槽骨の凹凸に沿って、骨膜を破らないようにていねいに剝離する。

▼軟組織の掻爬

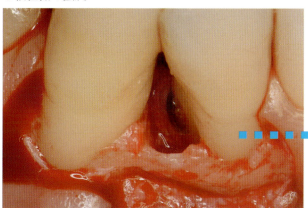

CASE 1-7● 骨欠損内の軟組織を掻爬すると、歯根面に付着する歯石があった。

▼根面の滑沢化

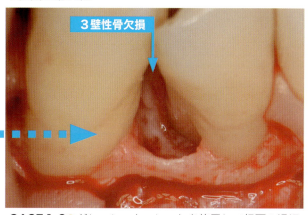

3壁性骨欠損

CASE 1-8● グレーシーキュレットを使用して根面の滑沢化を行う。歯根には陥凹が認められ、3壁性骨欠損を呈している。

▼リグロス®の塗布

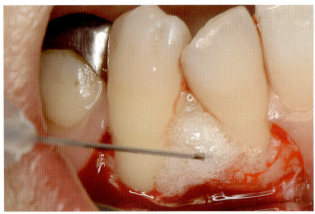

CASE 1-9● 血液を十分に洗浄し、根面を乾燥したのちにリグロス®を塗布する。

▼縫合

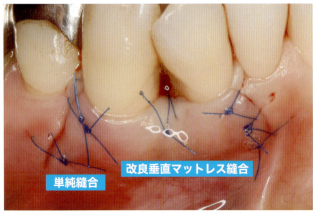
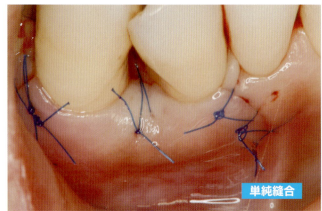

CASE 1-10a、b● 改良垂直マットレス縫合ならびに単純縫合にて一次閉鎖を行う。歯周パックは行わない。

術後経過

▼手術8日後の状態（洗浄時）

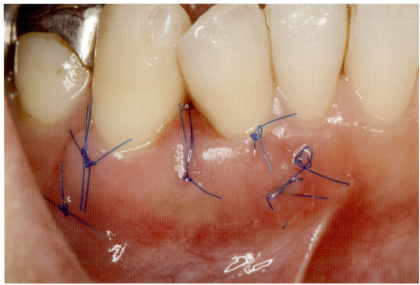

CASE 1-11● 32| 歯間乳頭にリグロス®の副作用と思われる腫脹が見られる。患者からは疼痛などの訴えはない。

CASE **1**【軽度】垂直性骨欠損①

▼術後7か月のデンタルエックス線写真

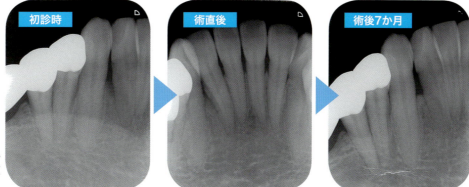

CASE 1-12● 2̄ 遠心の垂直性骨欠損像は改善している。

▼メインテナンス時の歯周精密診査（術後9か月）

		3̄			2̄		
Probing depth	F	1	1	1	1	1	1
	L	2	2	3	2	2	2
Mobility			0			0	

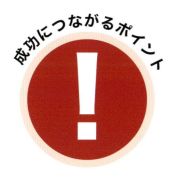

再評価時のプロービング深さは 2̄ 遠心のみ4〜6mm、3̄ の近心は正常であることから、3壁性骨欠損が予測されました。

このような**軽度の3壁性骨欠損は、再生療法が大変効果的**です。**骨内欠損の深さも2〜3mmですので、手術もそれほど困難ではないでしょう。**

骨移植術でも同等の結果は期待できますが、生物製剤を用いると操作は簡単で効果的です。

CASE 2 【軽度】垂直性骨欠損②

患者情報
- 45歳男性
- 喫煙者
- 健康状態良好（血圧正常）
- 4̲ の軽度垂直性骨欠損に対して再生療法を計画

初診時の状態

▼初診時の口腔内写真

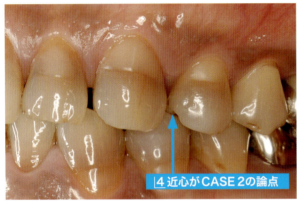

4̲ 近心がCASE 2の論点

CASE 2-1● 中程度慢性歯周炎を呈する患者。全顎的に軽度から中程度の垂直性骨欠損が見られるが、顕著な歯肉の炎症は見られない。

▼初診時のデンタルエックス線写真

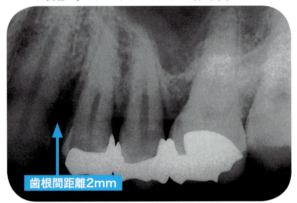

歯根間距離2mm

CASE 2-2● 4̲ 近心に垂直性骨欠損が見られる。

歯科衛生士による歯周基本治療の徹底

▼初診時の歯周精密診査

		3̲			4̲		
Probing depth	F	2	1	3	6	2	2
	L	2	1	3	6	3	2
Mobility			1			1	

再評価時の状態

▼初診時の口腔内写真

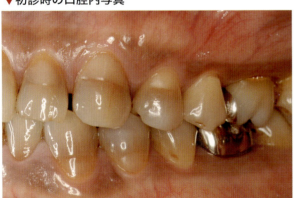

▼再評価時の歯周精密診査（初診から5か月）

		3̲			4̲		
Probing depth	F	2	1	2	5	2	2
	L	2	1	2	6	3	2
Mobility			0			1	

CASE 2-3● 歯周基本治療では、歯に付着していた歯石や着色を除去し、咬合調整を行った。4̲ 近心も著しい歯肉退縮は認められない。

CASE 2【軽度】垂直性骨欠損②

手術時の状態

▼ボーンサウンディング（手術直前）

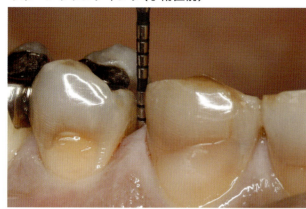

CASE 2-4● 浸潤麻酔を行い、再度プローブを用いて歯槽骨の位置を確認する。|4 近心のプロービング深さは6mmである。しかし3| の遠心のプロービング深さは3mmであることから、|4 近心は3壁性骨欠損が予測される。

▼切開

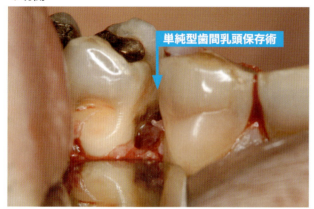

単純型歯間乳頭保存術

CASE 2-5● 歯肉溝内切開を行い、歯間乳頭を温存する（頬側）。

▼剥離

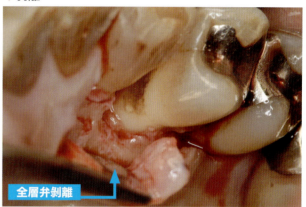

全層弁剥離

CASE 2-6● 骨欠損が明示できるように、歯肉弁を歯槽骨から3mm剥離する。3| の近心隅角部には縦切開を加えた。|4 近心歯根面に歯石が付着している。

▼軟組織の掻爬ならびに根面の滑沢化

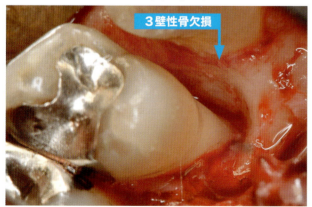

3壁性骨欠損

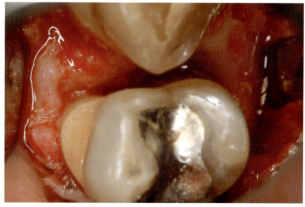

CASE 2-7a、b● 骨欠損内の軟組織を掻爬すると、狭い3壁性骨欠損を認めた。

▼骨補填材の準備

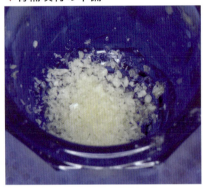

CASE 2-8●自家骨の採取が困難だったため、脱灰凍結乾燥骨を選択した。

▼骨補填材の充填

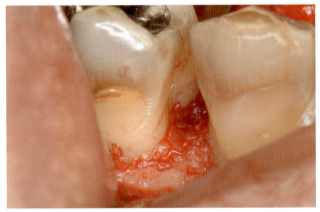
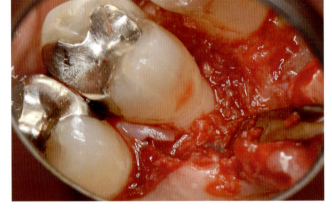

CASE 2-9a、b●3壁性骨欠損に脱灰凍結乾燥骨を充填した。

▼縫合

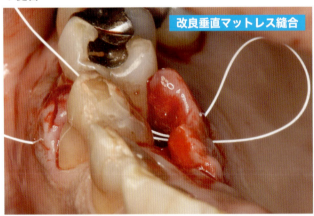
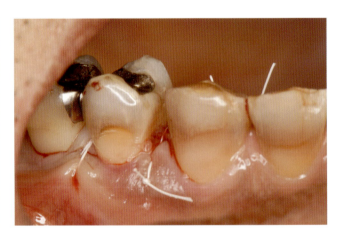
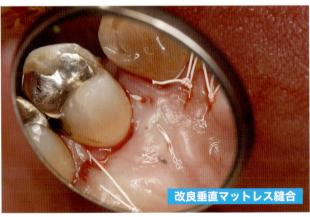

CASE 2-10a〜c●モノフィラメント縫合糸（CYTOPLAST PTFE SUTURE USP4-0）を使用した。改良垂直マットレス縫合の変法にて歯間乳頭を緊密に縫合した。

CASE 2 【軽度】垂直性骨欠損②

術後経過

▼術後1年6か月のデンタルエックス線写真

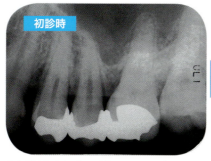
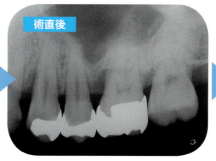
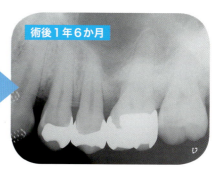

CASE 2-11● |4 近心に骨の再生が認められる。

▼メインテナンス時の歯周精密診査(術後1年6か月)

			3			4		
Probing depth	F	2	1	2	3	2	3
	L	2	1	2	2	2	2
Mobility			0			0	

▼メインテナンス時の口腔内写真(術後1年6か月)

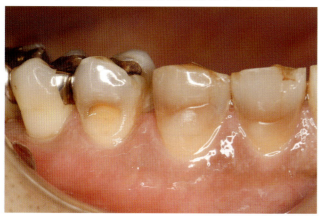
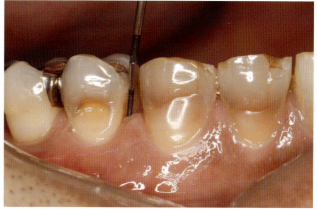

CASE 2-12a、b● メインテナンス時の状態。|4 近心のプロービング深さは3mmに改善した。

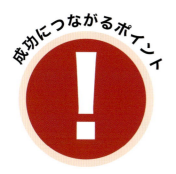

成功につながるポイント

歯周基本治療後のプロービング深さは |4 近心のみ5〜6mm、|3 の遠心は正常であることから、3壁性骨欠損が予測されました。実際に開いてみると、口蓋側歯槽骨が欠如し2壁性骨欠損ですが、骨内欠損は浅く狭い形態でした。このような軽度の2壁性骨欠損も再生療法が効果的です。
歯周基本治療後のプロービング深さ6mmは、再生療法を検討するサインです。

CASE 3 【中等度】垂直性骨欠損

患者情報
- 53歳男性
- 非喫煙者
- 健康状態良好（降圧剤服用により血圧は正常）
- 4|の中程度垂直性骨欠損に対して再生療法を計画

初診時の状態

▼初診時の口腔内写真

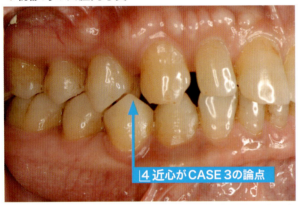

|4 近心がCASE 3の論点

CASE 3-1● 中程度慢性歯周炎を呈する患者。全顎的に歯肉の腫脹と発赤が見られ、軽度から中程度の垂直性骨欠損が見られる。

▼初診時のデンタルエックス線写真

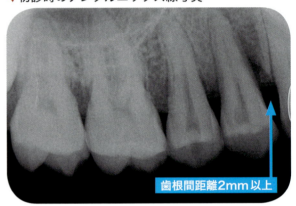

歯根間距離2mm以上

CASE 3-2● 4|近心に垂直性骨欠損が見られる。他歯科医院に疼痛を訴え受診したところ、抜髄処置を受けたとのこと。

▼初診時の歯周精密診査

		4				3			
Probing depth	F	2	2	8	3	2	3
	L	3	4	8	2	2	4
Mobility		1			0		

歯科衛生士による
歯周基本治療の徹底

再評価時の状態

▼再評価時の歯周精密診査（初診から2か月）

		4				3			
Probing depth	F	3	1	8	2	1	2
	L	3	2	8	2	1	2
Mobility		1			0		

CASE 3-3● 歯周基本治療では、SRPを行い、咬合調整を行った。5 4|の歯内治療まで行ったが、再評価時のプロービング深さには顕著な変化は見られなかった。

▼再評価時のデンタルエックス線写真（初診から2か月）

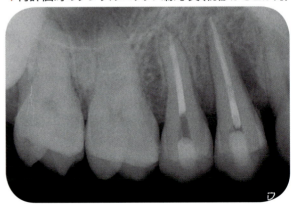

80

CASE 3 【中等度】垂直性骨欠損

手術時の状態

▼ボーンサウンディング（手術直前：初診から1年6か月）

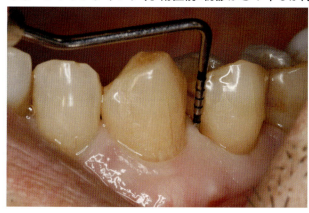

CASE 3-4● 浸潤麻酔を行い、再度プローブを用いて歯槽骨の位置を確認する。4|近心のプロービング深さは9mmである。3|の遠心のプロービング深さは2mmであることから、4|近心は深い3壁性骨欠損が予測される。

▼切開・剥離

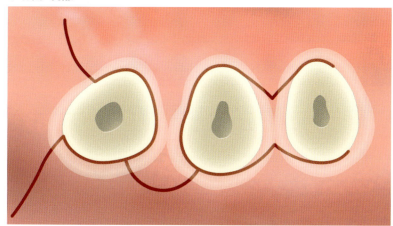

CASE 3-5● 歯肉溝内切開を行い、歯間乳頭を温存する。4 3|間の頬側には扇型の切開を、3|の頬側および口蓋側の近心隅角部に縦切開を加える。
歯肉弁は、骨欠損が明示できるように歯槽骨から3mm剥離する。3|の頬側歯槽骨には不整形な骨隆起があるため、ていねいに剥離し骨膜を破らないようにする。

▼軟組織の掻爬

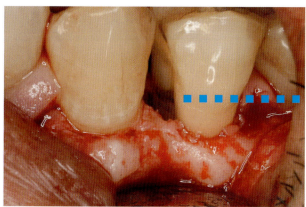

CASE 3-6● 4|近心の骨欠損内の軟組織を掻爬すると、歯根面に歯石が付着していた。

▼根面の滑沢化

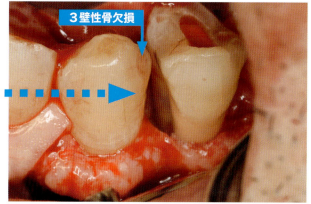

CASE 3-7● グレーシーキュレットを使用して根面の滑沢化を行う。歯根には陥凹が認められ、深い3壁性骨欠損を呈している。

▼骨補填材の準備

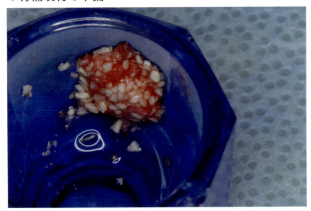

CASE 3-8● 3|の頬側の骨隆起から採取した自家骨の量が不足していたため、凍結乾燥骨を加え、Emdogain® と混和した。根面処理を行い、血液を十分に洗浄乾燥したのちに Emdogain® を塗布し、欠損内に骨補填材を充填した。

▼縫合

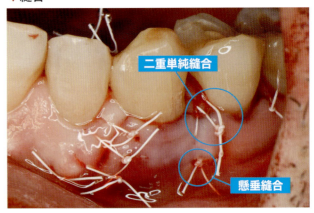

CASE 3-9● 単純縫合にて一次閉鎖を行う。4 3|間の歯間乳頭保存術（改良型）による歯肉弁に対しては、懸垂縫合と二重単純縫合を行った。歯周パックはしない。

術後経過

▼手術7日後（洗浄時）

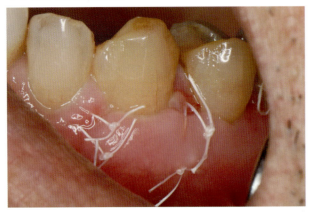

CASE 3-10● 4 3|間の歯間乳頭は温存している。Emdogain® では術後の発赤や腫脹を一切認めない。歯間乳頭以外の単純縫合はすべて抜糸した。

▼手術11日後（洗浄時）

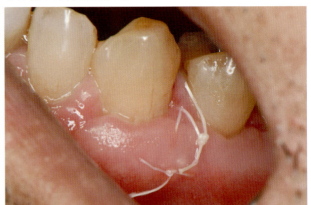

CASE 3-11● 4 3|間の歯間乳頭はきれいに治癒している。この時点で抜糸した。

▼メインテナンス時の口腔内写真（術後1年3か月）

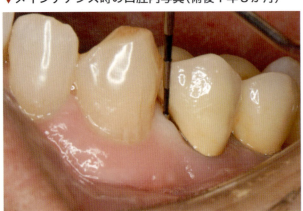

CASE 3-12● 4|近心のプロービング深さは3mmに改善した。

▼術後1年3か月のデンタルエックス線写真

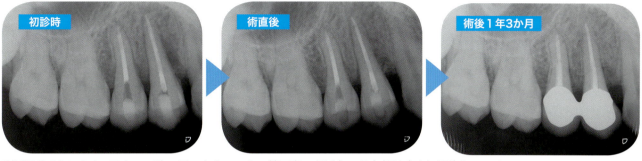

CASE 3-13● メインテナンス時のデンタルエックス線写真。4|近心の骨欠損は完全に再生している。

▼メインテナンス時の歯周精密診査（術後1年6か月）

		4			3		
Probing depth	F	3	2	3	3	2	2
	L	3	2	3	2	2	2
Mobility		0			0		

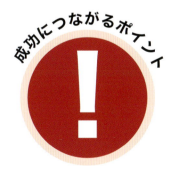

　骨移植材を併用せずに、Emdogain® を単体塗布するだけでも治療効果は得られます。しかし、このCASE 3では移植材を併用しました。なぜなら100％の再生を獲得したかったからです。術後1年3か月のデンタルエックス線写真（Case 3-13）では、3|遠心の歯槽頂から平行な骨の再生が認められます。歯周組織検査では、プロービング深さは2mm、動揺度は0です。100％の歯周組織の再生が獲得できたと思います。

　CASE 3は3壁性骨欠損でしたが、骨欠損は広くプロービング深さは10mmでした。Emdogain® だけでは歯肉は退縮しますので、歯間乳頭の若干の陥没が起こったと想定され、また骨の100％の再生も難しいと判断しました。とはいえ、Emdogain® 単体で対応してもプロービング深さおよび臨床的アタッチメントレベルは減少し、デンタルエックス線写真でも骨の再生は認められ、結果としては臨床的にけっして悪いものではなかっただろうと思われます。

CASE 4 根分岐部病変Ⅰ度

患者情報
- 52歳女性
- 非喫煙者
- 健康状態良好（血圧正常）
- 7⎦の根分岐部病変Ⅰ度に対して再生療法を計画

初診時の状態

▼初診時の口腔内写真

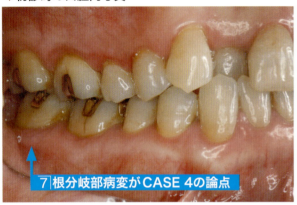

7⎦根分岐部病変がCASE 4の論点

CASE 4-1● 軽度慢性歯周炎を呈する患者。全顎的に多量の歯石が付着し、歯肉の腫脹と発赤が見られる。

▼初診時のデンタルエックス線写真

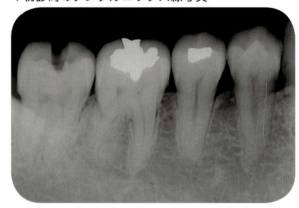

CASE 4-2● デンタルエックス線写真では7̄6̄の骨欠損は確認できない。7⎦インレー脱離にて来院。

▼初診時の歯周精密診査

		7⎦			6⎦		
Probing depth	F	5	6	3	3	2	2
	L	4	2	3	3	2	3
Mobility		1			1		
Furcation		FI					

歯科衛生士による
歯周基本治療の徹底

再評価時の状態

▼再評価時の口腔内写真

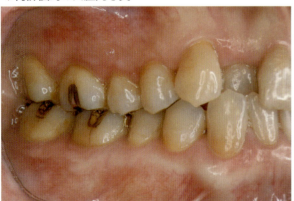

▼再評価時の歯周精密診査（初診から3か月）

		7⎦			6⎦		
Probing depth	F	4	4	2	2	2	2
	L	4	3	3	2	2	2
Mobility		1			0		
Furcation		FI					

CASE 4-3● 歯周基本治療でのSRPにて歯肉の状態は顕著に改善した。初診時に4〜6mmあったプロービング深さは、ほとんど3〜4mmに減少した。

CASE 4 根分岐部病変Ⅰ度

手術時の状態

▼ボーンサウンディング（手術直前：初診から4か月）

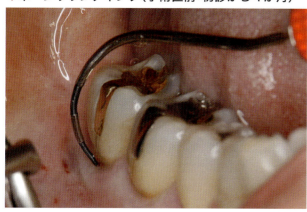

CASE 4-4● 浸潤麻酔を行い、再度プローブを用いて歯槽骨の位置を確認する。7|中央は水平方向にプローブが3mm挿入されたことから、根分岐部病変はⅠ度と診断した。

▼切開・剝離

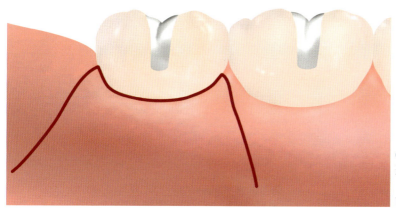

CASE 4-5● 7|頰側中央部は歯肉溝内切開を、遠心隅角部および近心隅角部には縦切開を加えた。根分岐部の骨欠損が明示できるように、歯肉弁を十分に剝離する。

▼軟組織の搔爬

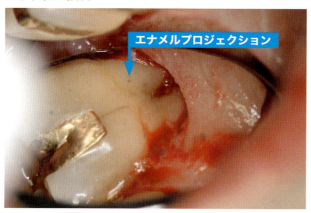

エナメルプロジェクション

CASE 4-6● 7|頰側根分岐部病変の軟組織を搔爬すると、歯根面にわずかな歯石とエナメルプロジェクションを認めた。ルートトランクは約2mmであった。

▼根面の滑沢化・エナメルプロジェクションの除去

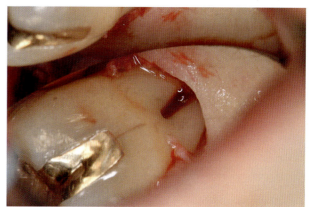

CASE 4-7● 超音波スケーラーおよびグレーシーキュレットを使用して根面の滑沢化を行う。根分岐部に伸びるエナメルプロジェクションはバーを用いて削除した。

▼骨補填材の準備

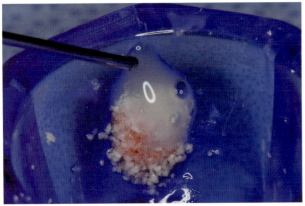

CASE 4-8a● 7̲|の頬側の歯槽骨を採取したが、若干不足していたので凍結乾燥骨を補填し、Emdogain® と混和する。

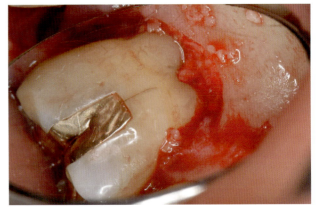

CASE 4-8b● 根面処理を行い、血液を十分に洗浄乾燥したのちに Emdogain® を塗布する。骨欠損および根分岐部には骨補填材を充填した。

▼縫合

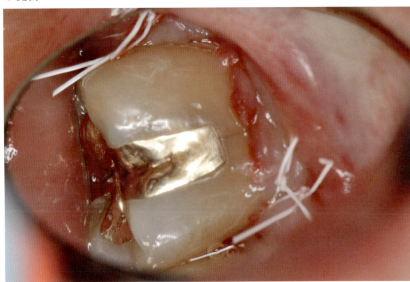

CASE 4-9● 頬側の歯肉弁には減張切開を加え、懸垂縫合にて歯冠側に移動させた。縦切開部は単純縫合を行い、歯肉を整復した。歯周パックはしない。1週間に2回来院してもらい、創面の洗浄を行った。2週間後にすべて抜糸した。

CASE **4** 根分岐部病変Ⅰ度

術後経過

▼術後6か月

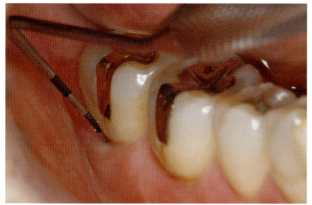

CASE 4-10a ● 7̄ 頬側中央部のプロービング深さは1mmに改善した。

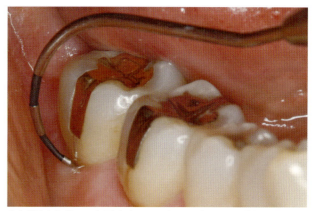

CASE 4-10b ● 水平方向にはプローブが1mm挿入される。根分岐部病変は完全に改善した。

▼術後6か月のデンタルエックス線写真

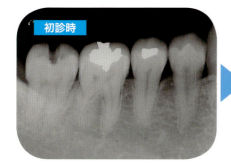
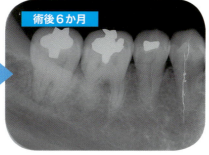

CASE 4-11 ● 下顎大臼歯の根分岐部病変Ⅰ度は、デンタルエックス線写真ではなかなか確認できない。舌側の皮質骨も厚く、下顎骨の頬側稜とも重なるため、根分岐部の不透過像は写らないことが多い。また、通常の改良二等分線法ではフィルムの位置づけによっても誤差が生じるだろう。

▼メインテナンス時の歯周精密診査（術後6か月）

		7̄			6̄		
Probing depth	F	3	1	3	2	2	2
	L	3	2	3	2	2	2
Mobility			0			0	
Furcation			0			0	

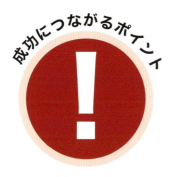

成功につながるポイント

　下顎大臼歯では頬側および舌側の中央部、上顎大臼歯では頬側の中央部にプロービング深さ4〜5mmが見られた場合は、根分岐部病変を疑いましょう。
　根分岐部病変の治療は難しいので、できるだけ早期に発見し再生療法をすることが成功のポイントです。

【著者紹介】

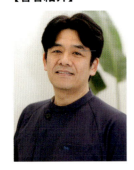

木村 英隆　きむら ひでたか

九州大学卒業後、日本の歯周治療の草分けである船越栄次氏に師事。歯周治療の基礎からインプラントを用いた全顎的な治療まで多くを学ぶ。独立開業後は、日常臨床に加え、学会活動や自身が主催するセミナー『木村歯科 歯周治療研修会』などで若手歯科医師の育成に取り組む。

【略歴】

1990 年　九州大学歯学部卒業
　　　　　船越歯科歯周病研究所就職
1996 年　日本歯周病学会 歯周病専門医取得
1999 年　船越歯科歯周病研究所退職
　　　　　木村歯科歯周研究所開業
　　　　　日本顎咬合学会 認定医取得
2004 年　日本歯周病学会 指導医取得
2005 年　日本歯周病学会 研修施設指定
2006 年　日本臨床歯周病学会 指導医取得
2014 年　日本臨床歯周病学会 インプラント指導医取得
2018 年　九州大学歯学部 臨床教授
　　　　　ITI Fellow

【所属学会】

日本歯周病学会、日本臨床歯周病学会、米国歯周病学会、日本顎咬合学会、
ITI Membership

【執筆】

- QUINT KICK-OFF LIBRARY スーパーベーシック ペリオドントロジー 歯肉剥離掻爬術と遊離歯肉移植術までを完全マスター（クインテッセンス出版）
- 特定非営利活動法人日本臨床歯周病学会 歯周病患者におけるインプラント治療のガイドライン（クインテッセンス出版）
- 無理なくできる根面被覆導入マニュアル（インターアクション）

ほか

無理なくできる　再生療法導入マニュアル

2019 年 9 月 25 日　第 1 版第 1 刷発行
2020 年 3 月 10 日　第 1 版第 2 刷発行
2023 年 8 月 25 日　第 1 版第 3 刷発行

著	木村 英隆
発行人	畑 めぐみ
装丁・デザイン	ヒシキ カヨ
発行所	インターアクション株式会社
	東京都武蔵野市境南町 2-13-1-202
	電話　070-6563-4151
	FAX　042-290-2927
	web　https://interaction.jp
印刷・製本	シナノ印刷株式会社

Ⓒ 2019　インターアクション株式会社　　　　禁無断転載・複写
Printed in Japan　　　　　　　　　　　　　　落丁本・乱丁本はお取替えします
ISBN 978-4-909066-20-6 C3047

定価は表紙に表示しています